Ernährungsforschung

Wissenschaft und Praxis

Aus dem Inhalt:

Ernährungsdiagnostik und -therapie
Karies durch Schokolade
Rohmilchqualität
Ernährung vor 200 Jahren
Neues über Kindernahrung
Niereninsuffizienz
Fischereiwirtschaft

THEORIA CUM PRAXI

Akademie-Verlag · Berlin

ISSN 0071-1179
Ernährungsforschung, Berlin 29 (1984) 1, 1–32
EVP 5,– M

Band 29 · 1984 · Heft 1

Ernährungsforschung

Band 29 · 1984 · Heft 1

Inhaltsverzeichnis

Herausgeber:
Zentralinstitut für Ernährung der Akademie der Wissenschaften der DDR
Direktor: Prof. Dr. habil. H. Schmandke

in Zusammenarbeit mit
der Gesellschaft für Ernährung in der DDR (Vorsitzender: Prof. Dr. habil. G. Gebhardt), der Arbeitsgruppe Ernährung beim Nationalen Komitee für Gesundheitserziehung der DDR (Leiter: Prof. Dr. habil. H. Haenel) und dem Warenzeichenverband Diätetische Erzeugnisse der DDR (Vorsitzender: F. Schmidt).

Redaktion:
Dr. Friedbert Baum (Chefredakteur), Prof. Dr. Hans-Albrecht Ketz (Stellvertretender Chefredakteur), Dipl.-Biochem. Klaus Jürgen Petzke, Dr. Wolfgang Rödel, Dr. Jürgen Schliemann.

Anschrift der Redaktion:
Zentralinstitut für Ernährung der Akademie der Wissenschaften der DDR, DDR-1505 Bergholz-Rehbrücke, Arthur-Scheunert-Allee 114–116.

Verlag:
Akademie-Verlag, DDR-1086 Berlin, Leipziger Str. 3–4; Fernruf 2236221 oder 2236229.
Telex-Nr. 114420;
Bank: Staatsbank der DDR, Berlin, Kto.-Nr.: 6836-26-20712.
Veröffentlicht unter der Lizenznummer 1656 des Presseamtes beim Vorsitzenden des Ministerrates der Deutschen Demokratischen Republik.

Gesamtherstellung:
VEB Druckerei „Thomas Müntzer", DDR-5820 Bad Langensalza.

Erscheinungsweise:
Die Zeitschrift „Ernährungsforschung" erscheint jährlich in einem Band mit 6 Heften. Bezugspreis je Band 72,– M zuzüglich Versandspesen: Preis je Heft 12,– M.

Bestellnummer dieses Heftes: 1091/29/1.

AN (EDV) 7821

Bezugsmöglichkeiten:

Bestellungen sind zu richten

- **in der DDR** an den Postzeitungsvertrieb unter Angabe der Kundennummer des Bestellenden oder an den AKADEMIE-VERLAG, DDR-1086 Berlin, Leipziger Str. 3–4
- **im sozialistischen Ausland** an eine Buchhandlung für fremdsprachige Literatur oder an den zuständigen Postzeitungsvertrieb
- **in der BRD und Berlin(West)** an eine Buchhandlung oder an die Auslieferungsstelle KUNST UND WISSEN, Erich Bieber OHG, Wilhelmstr. 4–6, D-7000 Stuttgart 1
- **in den übrigen westeuropäischen Ländern** an eine Buchhandlung oder an die Auslieferungsstelle KUNST UND WISSEN, Erich Bieber GmbH, Dufourstraße 51, CH-8008 Zürich
- **im übrigen Ausland** an den Internationalen Buch- und Zeitschriftenhandel; den Buchexport, Volkseigener Außenhandelsbetrieb der Deutschen Demokratischen Republik, DDR-7010 Leipzig, Postfach 160, oder an den AKADEMIE-VERLAG, DDR-1086 Berlin, Leipziger Str. 3–4

Hinweise für Autoren

Die Manuskripte sind in Original-Maschinenschrift einseitig und zweizeilig der Redaktion einzureichen. Pro Zeile 35 oder 70 Anschläge. Der Umfang der Manuskripte sollte mit der Redaktion vereinbart sein. Abbildungen, Tabellen und Zwischentitel sind erwünscht. Es ist zweckmäßig, die Arbeit mit einer kurzen Zusammenfassung oder mit Schlußfolgerungen sowie mit Empfehlungen für die Praxis abzuschließen.
Die Redaktion behält sich eine Überarbeitung der angenommenen Manuskripte vor; größere Änderungen nur mit Einverständnis des Autors. Die Beiträge werden honoriert. Der Autor erhält kostenlos 25 Sonderdrucke seines Beitrages als Fortdrucke.

Ernährungsforschung

Wissenschaft und Praxis

Band 28 · 1983 *Inhalt*

Heft 1

Heft 6

Erläuterung: * Buchbesprechung
*** Kurzmitteilung
(TB) Tagungsbericht

Autorenregister

Sachregister

Verwendete Abkürzungen: (KM) = Kurzmitteilung, (TB) = Tagungsbericht, (MB) = Messebericht, (BB) = Buchbesprechung

Ernährungsforschung 29 (1984) 1, 1—5

G. Schmoz, R. Weiner, W. Hartig, K. Vetter und M. Roick

Ernährungsdiagnostik und -therapie im höheren Lebensalter und die Bedeutung für die chirurgische Praxis

Einleitende Bemerkungen

Der Behandlungserfolg geriatrischer Patienten wird von folgenden Faktoren bestimmt:

— im Alter ist die Kompensationsfähigkeit herabgesetzt bzw. eingeschränkt
— es treten vermehrt konsumierende Erkrankungen auf, insbesondere Malignome des Verdauungstraktes
— die Zahl der Begleit- und Folgeerkrankungen vom Grundleiden ist höher
— größere und kompliziertere Behandlungen, z. B. operative Eingriffe, werden auch im Alter in zunehmendem Maße durchgeführt
— der Ernährungszustand im Alter ist häufig durch unzureichende Eiweißzufuhr, durch vitamin- und elektrolytarme Kost sowie durch verminderte Wasseraufnahme gestört; andererseits führen mannigfaltige Erkrankungen, insbesondere Malignome des Verdauungskanals, langdauernde chronisch entzündliche Erkrankungen oder postoperative Komplikationen. ohnehin zu Ernährungsmängeln; umfangreiche klinische Untersuchungen und unsere eigenen weisen darauf hin, daß die Hälfte der Patienten über 50 Jahre bei Aufnahme in Chirurgische und Medizinische Kliniken ein Ernährungsdefizit aufweisen. [1].

Dadurch nimmt die Gefährdungslage zu und das Behandlungsrisiko wird erhöht.

Bei chirurgischen Patienten über 50 Jahre steigt die perioperative Letalität deutlich an, bedingt durch Kreislaufversagen, Myocardinfarkt, Kachexie bei Malignomen, Lungenembolie, Niereninsuffizienz. Wenn trotz dieser Einschränkungen das Behandlungsrisiko in vielen Fällen so gering gehalten werden kann, daß z. B. ein operativer Eingriff noch sinnvoll ist, beruht das insbesondere auf der Verbesserung diagnostischer und therapeutischer Maßnahmen. Bei chirurgischen Patienten kommt einer verbesserten präoperativen Diagnostik und Vorbehandlung, den modernen Verfahren der Anästhesie und der operativen Technik sowie einer optimalen und intensiven postoperativen Nachbehandlung die entscheidende Bedeutung zu [11]. Unter den genannten Faktoren ist in den letzten Jahren u. a. der Erfassung und Behandlung des Ernährungszustandes besondere Aufmerksamkeit gewidmet worden [2, 6, 10].

Als Ausdruck einer Mangelernährung vermindern sich sehr rasch die viszeralen bzw. Funktionsproteine, und bei längerer Dauer werden Muskel- und Körperfettbestand reduziert, da sie der Organismus in erhöhtem Maße zur Energiegewinnung benötigt. Das führt zur Verschlechterung der allgemeinen Abwehrlage des Organismus, als deren Folge den Patienten Gefahren, insbesondere in der postoperativen Phase drohen, wie vermehrte Allgemein- und Lokalinfektionen mit Zunahme der Sterblichkeitsrate [3, 5, 8].

Die exakte Erfassung des Ernährungszustandes mit Hilfe des Ernährungsstatus ist eine wesentliche Voraussetzung für eine begründete Differentialtherapie zwischen parenteraler, enteraler und kombinierter Ernährung sowie deren optimale Durchführung, insbesondere zur Vorbehandlung chirurgischer Patienten auf größere Operationen, aber auch im Rahmen einer konservativen Therapie. Er vermittelt zugleich einen Einblick in die Abwehrlage des betreffenden Patienten.

Untersuchungsparameter für den Ernährungszustand

Wir definieren heutzutage den Ernährungszustand mit Hilfe biochemischer, anthropometrischer und immunologischer Parameter sowie mit dem Ergebnis der Dünndarmresorptionsfunktion.

Biochemische Parameter

Das Albumin galt bisher als entscheidender Faktor zur Charakterisierung des Eiweißhaushaltes. Dem sind neuerdings kurzlebige Proteine zugeordnet worden, die auf Grund ihrer kurzen Halbwertszeiten sehr schnell Veränderungen im Eiweißversorgungszustand anzeigen. Dazu gehören Präalbumin, retinolbindendes Protein, die Cholinesterase und das Transferrin [4].

Die Stickstoffausscheidung im Urin als exaktester Parameter für die Beurteilung der Stoffwechsellage ist technisch aufwendig und nur besonderen Labors vorbehalten. Dagegen ist die Harnstoffproduktionsrate, errechnet aus Harnstoffausscheidung im Urin, der 24-Stunden-Urinmenge und der Harnstoffkonzentration im Blut, für die klinische Praxis brauchbar [13].

Anthropometrische Methoden

Als anthropometrische Methoden kommen die optimale Körpermasse (OKM), die Körperhöhe (KH), die Trizepshautfalte (THF), der Oberarmmuskelumfang (OAMU) und der Kreatininindex (KI) als Maß des Körperfett- und -muskelbestandes zur Anwendung. Sie geben Auskunft über langdauernde Veränderungen des Ernährungszustandes [7]. Bei der Einordnung anthropometrischer Befunde in das Bewertungsschema legen wir die von Möhr und Johnsen [9] angegebenen altersentsprechenden Normwerte für Erwachsene zugrunde.

Immunologische Methoden

Die Lymphozytenzahl im peripheren Blut kann leicht aus der Gesamtleukozytenzahl im Differentialblutbild ermittelt werden und ist bei der Einfachheit der Methode allen Kliniken leicht zugänglich. Zur genauen Charakterisierung der Lymphozytenfunktion kann in begründeten Fällen der Blasttransformationstest, z. B. mit dem Mitogen Phythämagglutinin verwendet werden.

Sehr gut geeignet für die Charakterisierung der zellvermittelten Immunität sind der intrakutane Hauttest mit verschiedenen Recellantigenen. Wir verwenden fünf Antigene: Tuberkulin, Candidin, Trichophytin, Tetamun und Kabikinase. Sie werden entsprechend der stärksten Reagibilität in verschiedenen Altersgruppen bei Patienten angewendet [10, 12, 14]. Die Ablesung des Testergebnisses erfolgt nach 48 Stunden. Die Möglichkeit einer falsch positiven Reaktion im Sinne eines Boostereffektes nach wiederholter Antigeninjektion konnte tierexperimentell und klinisch von uns ausgeschlossen werden.

Bei der Gegenüberstellung der bisher genannten Untersuchungsparameter erkennt man eindeutige Zusammenhänge. Daly [3] fand bei positiven Hauttesten bessere biochemische, anthropometrische und immunologische Werte als bei negativen Testergebnissen.

Definition des Ernährungszustandes

Mit den genannten Parametern gelingt es, den Ernährungsstatus zu definieren und bei Mangelernährung einen leichten von einem mittelschweren oder einem schweren Grad der Störung zu unterscheiden [2, 6]. Bei unterschiedlicher Betrachtung biochemischer und anthropometrischer Werte können Ernährungsmangeltypen klassifiziert werden: der Marasmustyp mit Verminderung der Muskelproteine, der Kwashiorkortyp mit Verminderung der viszeralen Proteine und der Mischtyp mit Störung aller Parameter.

Die immunologische Abwehr kann bei allen drei Formen vermindert sein.

Die bisherigen Erörterungen haben wir in einem von uns entwickelten Bewertungsschema zusammengefaßt, nach dem wir z. Z. arbeiten (Tabelle 1). Den ermittelten Werten ordnen wir Punkte zu, und zwar dem Normwert 3, dem leichten Störungsgrad 2 Punkte, dem mittelschweren Grad 1 Punkt und dem schweren Grad 0 Punkte. Diese werden senkrecht addiert und in ihrer Gesamtheit durch die Anzahl der untersuchten Parameter dividiert. So erhalten wir den Ernährungsquotient (EQ), mit dem eine Quantifizierung der Störungsgrade möglich ist. Den ermittelten Störungsgraden kann ein entsprechender Ernährungsquotient zugeordnet werden. Ein EQ von 3 bis 2,5 weist nach unseren bisherigen Untersuchungen auf einen normalen Ernährungszustand hin, ein EQ unter 2,5 zeigt eine Störung an (Tabelle 2). Die Untersuchungsgruppen Biochemie, Anthropometrie und Immunologie können nach dem gleichen

Tabelle 1
Bewertungsschema zur Bestimmung des Ernährungszustandes

CHIRURGISCHE KLINIK	Name:	Pat.-Nr.:
Ernährungsservice	Vorname:	Erstbefund vom:
	Geb.-Datum:	
Ernährungsstatus-Nr.:	Station:	Befund nach .... vom:

	Parameter	Normzustand Standard (3)	akt.	P	Störungsgrad 1 leicht Grenzwert (2)	akt.	P	Störungsgrad 2 mittelschwer Grenzwert (1)	akt.	P	Störungsgrad 3 schwer Grenzwert (0)	akt.	P	Typ der Ernährungsstörung	
Biochemie	Serumalbumin (g/l)	35			< 35–30			< 30–25			< 25			Kwashiorkor	Marasmus-Kwashiorkor-Mischform
	Serumtransferrin (g/l)	Fr. ≤45 2,2 Fr. >45 2,0 Mä. 2,1			≤2,2–1,87 ≤2,0–1,7 ≤2,1–1,78			≤1,87–1,54 ≤1,7 –1,4 ≤1,78–1,47			≤1,54 ≤1,4 ≤1,47				
	Serumpräalbumin (mg/l)	Fr. ≤45 100 Fr. >45 110 Mä. 170			≤100– 85 ≤110– 82,5 ≤170–144,5			≤ 85 – 70 ≤ 82,5– 77 ≤144,5–119			≤ 70 ≤ 77 ≤119				
	Serumcholinesterase (µmol / l·s)	Mä. 55 Fr. 42			<55–46,8 <42–35,7			<46,8–38,5 <35,7–29,5			<38.5 <29,4				
	Retinolbindendes Protein (mg/l)	30			<30–25,5			< 25,5–21			< 21				
Anthropometrie	Körpermasse (% d. Norm)	100–90			< 90–80			< 80–70			< 70			Marasmus	
	Tricepshautfalte (% d. Norm)	100–90			< 90–80			< 80–70			< 70				
	Oberarmmuskelumfang (% d. Norm)	100–90			< 90–80			< 80–70			< 70				
	Kreatinin-Index (% d. Norm)	100–90			< 90–80			< 80–70			< 70				
Immunologie	Lymphozytenzahl (% d. Norm)	100			100–85			< 85–70			< 70			EQ	TQ
	Hauttest mit .... Testantigenen (Pkt.)				< –			< –			<				:
	n = ... ≙ Parameter													Σ $P_{akt.}$ =	

Ernährungstyp	Grad des Ernährungszustandes (Punkte)	Resorption (% d. Norm)	Ernährungsart	Stempel/Unterschr.
○ Normtyp	○ Normzustand (3)	Oral	○ Oral	
○ Marasmus	○ leichte Störung (2)	Intravenös	○ Parenteral	
○ Kwashiorkor	○ mittelschwere Störung (1)		○ Kombiniert	
○ Marasmus-Kwashiorkor-Mischform	○ schwere Störung (0)			

Vorgehen mit Hilfe sogenannter Partialquotienten quantifiziert werden, und zwar: PQB = biochemischer, PQA = anthropometrischer, PQI = immunologischer Quotient, respektive PICT = Hauttestquotient. Zur weiteren Vereinfachung unseres bisherigen Untersuchungsprogramms führen wir z. Z. mathematische Modellberechnungen durch.

Tabelle 2
Darstellung des Ernährungsquotienten und Zuordnung zu einem entsprechenden Ernährungsstörungsgrad

EQ = Ernährungsquotient	
3,0—2,5	normal
2,5—1,5	leicht gestört
1,5—0,5	mittelschwer gestört
0,5	schwer gestört

Bei 129 von uns ernährungsdiagnostisch untersuchten Patienten im Alter von 50 bis 85 Jahren mit Malignomen des Verdauungstraktes fanden wir in 62% der Fälle eine Störung des Ernährungszustandes; davon waren 52,7% leicht und nur 9,3% mittelschwer bzw. schwer gestört (Tabelle 3).
Unter Berücksichtigung der einzelnen Typenquotienten wird deutlich, daß das Ausmaß der Ernährungsstörung weitgehend von der Größe des immunologischen Quotienten, vor allem des Hauttestquotienten, abhängt. Daraus kann geschlossen werden, daß **die aktuelle Immunokompetenz den Ernährungszustand weitgehend bestimmt (Tabelle 4).**

Beziehungen zwischen bestimmten Parametern des Ernährungszustandes und dem Risiko der Behandlung

Nach den Untersuchungen vieler Autoren und unseren eigenen scheinen echte Beziehungen zu bestehen, wenn auch unter dem Aspekt, daß es sich bei den untersuchten Patienten nicht immer um ein homogenes Krankengut handelt. MacLean [8] verglich die präoperativen Hauttestreaktionen mit den postoperativen Septikämien sowie den Wundinfektionen und fand bei abnormer (herabgesetzter) Reaktion 62,2%, bei normaler Reaktion nur 5% Infektionen.
Wir kamen bei gleicher Patientenzahl und ähnlichem Krankengut zu übereinstimmenden Ergebnissen. Ein deutlicher Zusammenhang besteht nach unseren Untersuchungen auch zwischen den immunologischen Reaktionen und der Operabilität. Bei 65 Patienten mit Malignomen des Verdauungstraktes lag die Zahl der Palliativeingriffe bei gestörtem Ernährungszustand höher als im Normalzustand (Tabelle 5).
Danach ergibt sich, daß das **Risiko der Behandlung bei stärkerer Mangelernährung erhöht ist.**

Tabelle 3
Ermittlung der Ernährungsstörungsgrade (% der Fälle) bei 129 Patienten im Alter von 50 bis 85 Jahren mit Malignomen des Gastrointestinaltraktes

Tumorlokalisation	*n*	Ernährungszustand			
		Gesamternährungsquotient			
		3—2,5	2,5—1,5	1,5—0,5	0,5
Magen, Kardia	72	2,7 (26)	2,1 (64)	1,2 (9,7)	—
Kolon, Rektum	39	2,7 (64)	2,1 (32)	1,1 (2,6)	—
Oesophagus	14	2,7 (35,8)	1,9 (42,9)	1,0 (21,4)	—
Pankreas	4	—	2,1 (75)	—	0,4 (25)
Gesamt	129	2,7 (38)	2,1 (52,7)	1,1 (8,5)	0,4 (0,8)

Aufbesserung des Ernährungszustandes durch eine gezielte Ernährungstherapie und Beeinflussung des Behandlungsrisikos

Bei Vorliegen einer Ernährungsstörung (EQ < 2,5) stellen wir die Indikation für eine Ernährungstherapie. Die Form der zu wählenden Ernährung richtet sich nach dem Ergebnis der Resorptionsfunktion des Dünndarmes mit Hilfe des D-Xylose-Tests. Beträgt die Resorption über 50% der Norm, kann enteral ernährt werden.

Tabelle 5
Einfluß der Immunokompetenz auf die Operabilität (%) bei 65 Patienten im Alter von 50 bis 85 Jahren mit Malignomen des Gastrointestinaltraktes und chronischer Pankreatitis

Immunologischer Quotient (n)	Operabilität		
	kurativ	palliativ	inoperabel
3—2,5 (27)	65,4	15,3	23
<2,5 (38)	34,6	42,3	23,1

Bei Werten zwischen 50 und 30% kann der Ernährungszustand unter Ausnutzung noch vorhandener Resorptionskapazität durch kombinierte, bei Werten unter 30% nur durch eine parenterale Ernährung aufgebessert werden ([15]; Abbildung 1).
Zur Veranschaulichung dieses Vorgehens werden folgende Behandlungsbeispiele angeführt:
30 Patienten mit Magenkarzinom wurden entsprechend dem Ernährungsstörungsgrad ernährt, und zwar Patien-

Tabelle 4
Charakterisierung des Ernährungszustandes mit Hilfe des Gesamternährungsquotienten und einzelner Partialquotienten bei 129 Patienten im Alter von 50 bis 85 Jahren mit Malignomen des Gastrointestinaltraktes

Partialquotienten	Gesamternährungsquotient			
	3—2,5	2,5—1,5	1,5—0,5	0,5
Ernährungsquotient	2,7	2,1	1,1	0,4
Biochemischer Quotient	3,0	2,6	1,3	0,7
Anthropometrischer Quotient	2,7	1,8	1,3	—
Immunologischer Quotient	2,1	1,8	1,0	—
Hauttestquotient	1,6	1,5	0,5	—
n = 129	49	68	11	1

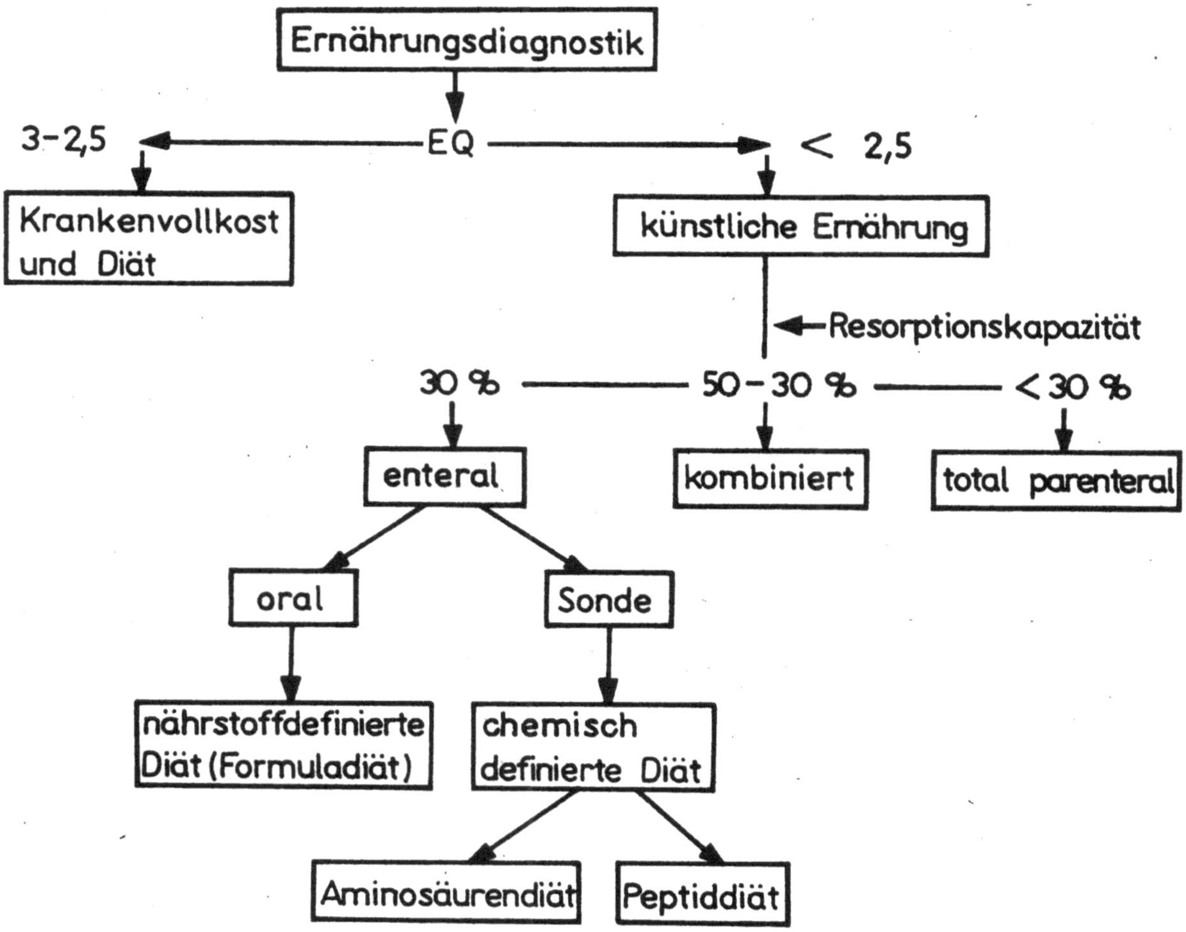

Abb. 1. Indikationsstellung zur künstlichen Ernährung, respektive der zu wählenden Ernährungsform

ten mit einem EQ ≧ 2,5 oral, mit einem EQ < 2,5 kombiniert.
Bei den oral ernährten Patienten traten keine lokalen Komplikationen auf.
Konnte der Ernährungszustand präoperativ aufgebessert werden (EQ-Anstieg), traten postoperativ keine Komplikationen auf im Vergleich zu den Patienten ohne Behandlungserfolg (EQ-Abfall).

Tabelle 6
Diagnostik des Ernährungszustandes vor Beginn und nach 90tägiger kombinierter (enteral-parenteral) Ernährung bei einer 58jährigen Patientin mit Colitis ulcerosa und Ernährungsmangeltyp Kwashiorkor mittelschweren Grades. Ein Jahr nach Proktokolektomie hatte sich der Ernährungszustand vollkommen normalisiert

Parameter	1. Tag	90. Tag (op.)	1 Jahr
Albumin (g/l)	21	42	45
Praealbumin (mg/l)	150	233	330
Transferrin (g/l)	1,9	2,4	3,1
Anthropometrie (%)	90	100	100
Lymphozyten (Gpt/l)	0,63	3,3	1,4 (= 100% der Norm)
Hauttestreaktion mit 4 Antigenen (PQICT)	0	2,0	3,0
Resorption (%)	30—50	30—50	50
Ernährungsquotient	1,3	2,9	3,0

Abbildung 2 zeigt den Behandlungserfolg bei einem 60-jährigen Patienten mit einem Magenkarzinom während präoperativer Vorbereitung über neun Tage. Der Ernährungszustand war entsprechend einem EQ von 1,4 mittelschwer gestört, die Resorption betrug 40% der Norm. Durch eine kombinierte Ernährung mit 1,65 g Protein je kg KM und 100 kJ Energie/g Eiweiß konnte der Ernährungszustand verbessert werden. Am Ende der präoperativen Ernährungsperiode betrug der EQ 2,7. Es war insbesondere zu einer Verbesserung der biochemischen und immunologischen Werte gekommen. Den operativen Eingriff (Gastrektomie) tolerierte der Patient komplikationslos.
Bei einer 58-jährigen Patientin mit chronischer Colitis ulcerosa handelte es sich um einen Kwashiorkor-Typ mittelschweren Grades. Alle biochemischen Parameter waren vermindert (Albumin lag bei 21 g/l), die Hautteste waren negativ, die Lymphozytenzahl im peripheren Blut betrug 60% der Norm. Alle anthropometrischen Meßwerte waren normal (EQ = 1,3; Tabelle 6).
Erst nach 90-tägiger kombinierter enteral-parenteraler Ernährung war es zu einer deutlichen Verbesserung des Ernährungszustandes gekommen (EQ = 2,9). Die Patientin wurde proktokolektomiert und überstand den Eingriff komplikationslos. Ein Jahr nach der Operation wurde ein normaler Ernährungszustand diagnostiziert (Tabelle 6).
Es kann festgestellt werden: **Der Er-**

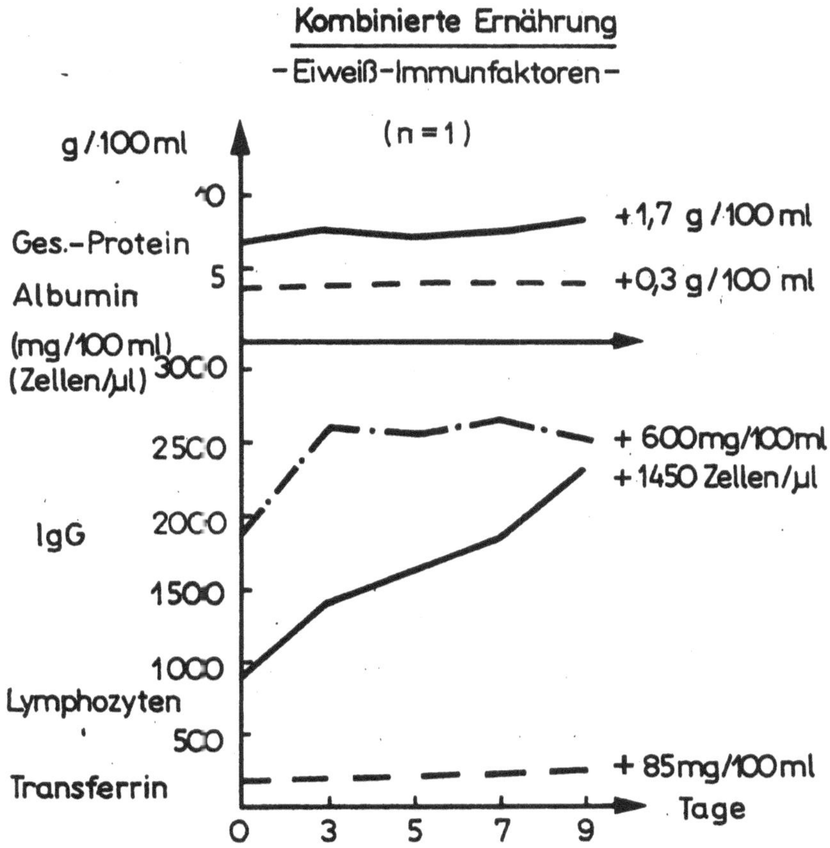

Abb. 2. Präoperative Verbesserung des Ernährungszustandes bei einem 60-jährigen Patienten mit Magen-Karzinom. Nach 9-tägiger kombinierter Ernährung mit 1,65 g Protein/kg KM und 100 kJ/g Eiweiß kam es zu einer Verbesserung der Gesamt-Stickstoffbilanz um 4,8 g (30 g Protein), zu einem Anstieg des Transferrin-Spiegels im Plasma und der Gesamtlymphozytenzahl im Blut

nährungszustand kann durch Ernährungstherapie verbessert werden. Damit kann eine Senkung der Komplikationsrate erreicht werden.

Zusammenfassung

Ein bestimmender Faktor für die erhöhte Gefährdungslage im Alter, insbesondere bei Patienten mit chirurgischen Erkrankungen, ist u. a. der Ernährungszustand. Mit Hilfe biochemischer, anthropometrischer und immunologischer Parameter lassen sich Ernährungsstörungsgrade und -mangeltypen definieren, die anhand des Ernährungsquotienten und verschiedener Partialquotienten quantifiziert werden können. 62% aller 129 von uns untersuchten Patienten im Alter von 50 bis 85 Jahren mit Malignomen des Gastrointestinaltraktes weisen eine Störung im Ernährungszustand auf. Immunologische Untersuchungen vermitteln am ehesten Kenntnis über das Ausmaß der Ernährungsstörung und somit der Gesamtkörperabwehrlage des Patienten. Es bestehen Zusammenhänge zwischen dem Grad der Mangelernährung und dem Behandlungsrisiko. Durch eine gezielte Ernährungstherapie in der präoperativen Phase bzw. im Rahmen einer konservativen Behandlung können Defizite ausgeglichen werden. Dadurch kann eine eingreifende Therapie, insbesondere aber ein operativer Eingriff, besser und komplikationsärmer toleriert werden.

Literaturhinweise

[1] Bessert, I. und S. Stute: Ernährungsgewohnheiten und Proteinstatus von chirurgischen Patienten in der praeklinischen Phase; Infusionsther. u. klin. Ernährung **4** (1977) 78—81

[2] Blackburn, G. L., B. R. Bistian, B. S. Maini, H. T. Schlamm and F. M. Smith: Nutritional and metabolic assessment of the hospitalized patients; J. Parent. Ent. Nutrit. **1** (1977) 11—22

[3] Daly, J. N., S. J. Dudrick und E. M. Copeland: Evaluation of nutritional indices as prognostic indicators in the cancer patient; Cancer **43** (1979) 925—931

[4] Gofferje, H.: Praealbumin und Retinolbindendes Protein: hochempfindliche Parameter des Eiweiß-Ernährungszustandes; Laboratoriumsblätter **27** (1977) 160 bis 167

[5] Hartig, W., G. Schmoz, R. Weiner und R. Matkowitz: Symposium Parenterale Ernährung in der Onkologie am 9. 1. 1980 in Berlin

[6] Kaminski, W. V. jr. and A. L. Winborn: Nutritional assessment Guide. 1978 Midwest nutrition. Produced by Abbot Laboratories, North Chicago, IL 60064

[7] Karolyi, L. v.: Anthropometrie, Thieme, Stuttgart 1971

[8] MacLean, L. D., I. L. Meakins, K. Taguchi, I. P. Duignan, K. S. Dhilion, and J. Gordon: Host Resistence in Sepsis and Trauma; Ann. Surg. **182** (1975) 207—216

[9] Möhr, M. und D. Johnsen: Tabellen zur Beurteilung des Körpergewichts erwachsener Männer und Frauen nach ihrem Optimalgewicht; Zeitschr. ärztl. Fortbild. **66** (1972) 1052—1064

[10] Schmoz, G., W. Hartig, R. Weiner und M. Roick: Praxis der Ernährungsdiagnostik; Infusionsther. u. klin. Ernährung **9** (1982) 130—143

[11] Schneider, A. und L. Braun: Alterschirurgie — Untersuchungen zur perioperativen Letalität; Zbl. Chir. **108** (1983) 249—257

[12] Schwenke, H.: Untersuchungen an Lymphozyten in vitro und in vivo und die Bedeutung für die Klinik, insbesondere für die Erfassung des klinischen Immunstatus; Diss. B, Leipzig: 1979

[13] Schulz, E., M. Winter, E. Roth und J. Tunovits: Harnstoffproduktionsrate und zelluläre Immunkompetenz als Maßstab für den praeoperativen Katabolismus. In: Chir. Forum 80; Hrsg.: Junghans, Berlin: Springer-Verlag 1980, 79—82

[14] Tönnesmann, E.: Zur Bedeutung des Immunstatus. Laboratoriumsblätter **28** (1970) 1—5

[15] Weiner, R.: Experimentelle Untersuchungen zur Kinetik von involutiv und morbiditär bedingten Veränderungen der enteralen Resorption; Diss. B., Berlin: 1981

Dr. med. G. Schmoz,
Prof. Dr. sc. med. W. Hartig und
M. Roick
Chirurgische Klinik
Dr. sc. med. R. Weiner
Poliklinik
Bezirkskrankenhaus St. Georg
Leipzig
und
Prof. Dr. med. habil. K. Vetter
Zentralinstitut für Ernährung
der AdW der DDR
Potsdam-Rehbrücke

Das Foto in diesem Heft (Seite 9) stammt von ADN-Zentralbild. Zeichnungen: Heidemarie Baumann.

Hintere Umschlagseiten: Inhaltsstoffe von Lebensmitteln.

Ernährungsforschung 29 (1984) 1, 6—9

S. Münch

Globale Probleme der Fischereiwirtschaft

Die Ernährungs- und Landwirtschaftsorganisation der Vereinten Nationen (FAO) wird im Juni/Juli 1984 eine Weltfischereikonferenz (World Conference on Fisheries Management and Development) durchführen. Diese Initiative dürfte vor allem aus drei Gründen auf breites internationales Interesse stoßen:

1. handelt es sich um den ersten internationalen Schritt zur Einschätzung der praktischen Möglichkeiten und Konsequenzen, die sich aus der von der III. Seerechtskonferenz der Vereinten Nationen verabschiedeten neuen Konvention über das Seerecht für die Hochsee- und Küstenfischerei ergeben,
2. ist die Sicherung der nachhaltigen Reproduktion der maritimen Fischbestände ein wichtiger Beitrag zur Stabilisierung bzw. Erhöhung des globalen und regionalen Eiweißaufkommens,
3. können auf dem Wege der Intensivierung der Binnenfischerei namentlich für den Bereich der Entwicklungsländer zusätzliche Ressourcen zur Verbesserung der regionalen Ernährungssituation erschlossen werden.

In der neuen Seerechtskonvention, die inzwischen von der Mehrzahl der UNO-Mitgliedsstaaten ratifiziert worden ist, widerspiegeln sich die tiefgreifenden politischen und technologischen Veränderungen, die sich seit der I. und II. Seerechtskonferenz (1958 bzw. 1960) im internationalen Rahmen vollzogen haben. So gehörte es z. B. zu den vorrangigen Anliegen des Kampfes der zahlreichen zur Gruppe der Entwicklungsländer gehörenden Meeresanliegerstaaten um die Stärkung ihrer nationalen ökonomischen Basis, ihre Ansprüche auf die wirtschaftliche Nutzung der küstennahen Meereszonen im Rahmen entsprechender völkerrechtlicher Vereinbarungen zu regeln. Beträchtliche Fortschritte in Wissenschaft und Technik, darunter auf den Gebieten des Schiffbaus, der Meeresbiologie und -technologie, ermöglichten es, daß auch in der Hochsee- und Küstenfischerei neue, weitaus effektivere Methoden der Ressourcennutzung durchgesetzt werden konnten. Das Weltaufkommen an Fischen aller Art, Schalentieren, Mollusken und anderen Aquatilien, das 1960 noch bei 40 Mio. t gelegen hatte, belief sich 1980 auf über 73 Mio. t und wird für 1982 auf etwa 75 Mio. t geschätzt.

Einen Überblick über die regionale Struktur des im Durchschnitt der Jahre 1978—80 erzielten Fischereiaufkommens vermittelt Tabelle 1.

Danach waren die UdSSR und die übrigen europäischen RGW-Länder mit knapp 15%, die kapitalistischen Länder Europas mit knapp 16%, die Entwicklungsländer des Fernen Ostens mit über 17% und diejenigen Lateinamerikas mit über 13% am Weltaufkommen beteiligt.

Mit den vor allem in der globalen und regionalen Ertragsentwicklung reflektierten Fortschritten hatten sich zugleich aber auch negative Wirkungen eingestellt bzw. verstärkt, die wesentlich durch die Überfischung wichtiger Fanggebiete durch kapitalistische, speziell transnationale Flotten verursacht wurden. Damit nahm das Problem der nachhaltigen Nutzung und Reproduktion der lebenden Meeresressourcen globalen Charakter an, d. h. es berührt die Interessen der Mehrheit aller Länder an der Erhaltung der Weltmeere als Nahrungsquelle.

Die neue Seerechtskonvention

Die neue Seerechtskonvention gewährt den Anliegerstaaten in den ihnen vorgelagerten küstennahen Meereszonen (auch Wirtschaftszonen genannt), die sie bis zu einer Breite von maximal 200 Seemeilen in Anspruch nehmen dürfen, souveräne Rechte zur Erforschung, Nutzung, Bewirtschaftung und Erhaltung der lebenden, mineralischen und energetischen Ressourcen. Sie verpflichtet zugleich solche Staaten, die nicht in der Lage sind, das anfallende Fischaufkommen selbst einzubringen, anderen Staaten Zugang zu diesen Fanggründen zu gewähren. Dabei müssen Staaten mit traditionellen Fischereirechten sowie Staaten der gleichen Region, die auf Grund ihrer geografischen Lage nur schmale Wirtschaftszonen einrichten können, bevorzugt zugelassen werden — eine Regelung, die auch für die DDR, deren Fangflotten seit Jahrzehnten in allen großen Fanggebieten des Atlantik und seiner Randmeere tätig sind, von Bedeutung ist.

Im Bericht des seinerzeitigen Vorsitzenden der Bewegung der Nichtpaktgebundenen, Fidel Castro, an die VII. Gipfelkonferenz (1983) wird im Zusammenhang mit der Verabschiedung der neuen Seerechtskonvention hervorgehoben, „daß hier zum erstenmal ein internationales legales Reglement zur Nutzung der Meere festgelegt wurde. Mit anderen Worten: Es besteht die Möglichkeit, der transnationalen unersättlichen Gier nach drei Vierteln der Oberfläche des Planeten — bestehend aus Meeren und Meeresboden — gemeinsam entgegenzutreten“ [1]. Diese Grundposition, die aus dem Bedürfnis der betroffenen Entwicklungsländer nach Schutz ihrer Fischbestände vor der Küste erwachsen ist, wurde von den Staaten der sozialistischen Gemeinschaft ungeachtet einiger damit verbundener Einschränkungen für ihre Fernfischerei prinzipiell unterstützt [2]. Demgegenüber haben die USA ihre Zustimmung zur Konvention verweigert. Die Reagan-Administration will weiterhin an der Politik des uneingeschränkten Raubbaus an den Meeresressourcen festhalten, da sie, wie in einem Kommentar der ‚New York Times‘ zu den Ergebnissen der Seerechtskonferenz festgestellt wurde, „das Meer keinesfalls als gemeinsames Erbe der Menschheit, sondern einfach als einen weiteren Teil des Territoriums betrachtet, auf das man mit dem Recht des Starken Anspruch erheben kann“ [3].

Neue Nutzungsbedingungen

Mit der Realisierung der in der Seerechtskonvention formulierten Prinzipien auf dem Gebiet des Fischereiwesens bilden sich sowohl global als auch regional neue Bedingungen für die Nutzung der lebenden Meeresressourcen heraus. Über 100 Küstenstaaten haben inzwischen ihre Hoheitsrechte über die von ihnen beanspruchten Wirtschaftszonen erklärt, womit nunmehr der weitaus größte Teil der gegenwärtig befischten Bestände unter nationale Kontrolle fällt.
Die praktischen Konsequenzen des neuen Fischereiregimes sind außerordentlich komplex und weitreichend. In einem FAO-Positionspapier zur Vorbereitung der Weltfischereikonferenz heißt es dementsprechend: „Im Weltmaßstab besteht nunmehr die Chance, die Meeresfischressourcen auf eine Weise zu erhalten und zu entwickeln, die unter den Bedingungen des freien unkontrollierten Zugangs zu ihnen unmöglich gewesen wäre. Auf nationaler Ebene haben die Küstenstaaten — sowohl aus dem Bereich der entwickelten als auch der Entwicklungsländer — größere Möglichkeiten, die Ressourcen der ihnen vorgelagerten Meeresregionen zu erschließen, zugleich erwächst ihnen daraus aber auch eine immense Verantwortung hinsichtlich der Entscheidung darüber, wie sie am effektivsten genutzt werden können" [4].

Tabelle 1
Globales und regionales Fischereiaufkommen in Millionen t (Durchschnitt der Jahre 1978—1980)*

Länder	Fischereiaufkommen	
Sozialistische Länder	17,7	
— europ. RGW-Länder		10,3
— asiat. sozialist. Länder		7,4
Kapitalistische Länder	27,2	
— Nordamerika		4,9
— Westeuropa		11,3
— Ozeanien		0,2
— sonstige		10,8
Entwicklungsländer	26,2	
— Afrika		3,4
— Ferner Osten		12,2
— Lateinamerika		9,5
— Naher Osten		0,8
— sonstige		0,4
Welt	71,1	

* alle See- und Süßwasserfische, Krustazeen, Mollusken u. a. Aquatilien (außer Wale und pflanzliche Organismen)
Quelle: FAO, The State of Food and Agriculture 1981, Rome 1982

Ökonomische Probleme

In dieser neuen Situation ist die Meeresfischerei, die zu fast 90% am Gesamtaufkommen beteiligt ist (Tabelle 2), zugleich mit einer Reihe komplizierter ökonomischer Probleme konfrontiert. Nach einer, vor allem der raschen Erweiterung moderner Fangkapazitäten geschuldeten Periode hoher jährlicher Wachstumsraten — sie hatten im Weltdurchschnitt während der sechziger Jahre bei fast 6% gelegen — fielen diese im Durchschnitt der siebziger Jahre auf 1,1%, ein Trend, der sich 1981 und 1982 fortsetzte. Wesentliche Ursachen hierfür sind die sich aus der Überfischung wichtiger Fanggründe ergebenden Probleme bei der natürlichen Bestandsreproduktion sowie die stark angestiegenen Energiepreise, die vor allem die Existenzbedingungen vieler mittlerer und kleiner Fischer sowohl in kapitalistischen als auch in Entwicklungsländern bedrohen. Hinzu kommen naturbedingte Bestandsschwankungen, die in einigen Regionen zu stagnierenden oder auch sinkenden Fangerträgen geführt haben.

Fisch für die menschliche Ernährung

Angesichts der Stellung des Fisches im System der menschlichen Ernährung kommt der Erhaltung und Mehrung der Meeresressourcen, der Erschließung nichtkonventioneller aquatiler Eiweißquellen sowie der Intensivierung der Fischwirtschaft in den Binnengewässern wachsende Bedeutung bei der langfristigen Sicherung bzw. Verbesserung des globalen und regionalen Nahrungsaufkommens zu. Dabei ist davon auszugehen, daß der sich aus dem anhaltend raschen Wachstum der Weltbevölkerung ergebende zusätzliche Bedarf an eiweißhaltigen Nahrungsmitteln speziell im Bereich der Entwicklungsländer eine verstärkte Nachfrage nach preisgünstigen Fischereiprodukten auslösen wird. Einschlägigen Hochrechnungen der FAO zufolge werden um die Jahrtausendwende etwa 93 Mio. t Fischereierzeugnisse für die Humanernährung benötigt [5]. Gegenwärtig gehen rund 50 Mio. t, das sind etwa zwei Drittel des Ertrages der Meere und Binnengewässer, in die menschliche Ernährung. Der Rest wird zu Fischmehl bzw. Fischöl verarbeitet und vorwiegend in der Tierernährung eingesetzt. Fischereiprodukte decken etwa 6% des globalen Konsums an Nahrungseiweiß, ihr Anteil am Verbrauch tierischer Proteine beläuft sich auf etwa 16%. Signifikante Unterschiede bestehen hinsichtlich der regionalen Struktur des Fischverzehrs im allgemeinen sowie in den Verbrauchsrelationen zwischen Fischen und anderen Eiweißträgern im besonderen. Abbildung 1 veranschaulicht das in der Gegenüberstellung der pro Kopf und Tag verfügbaren Mengen von Fleisch und Fischereiprodukten. Obwohl in vielen Entwicklungsländern pro Kopf der Bevölkerung relativ weniger Fisch verzehrt wird als in den industriell entwickelten Staaten, ist sein Anteil am Gesamtverbrauch von tierischem Protein zumeist wesentlich höher. So wurden beispielsweise in den Entwicklungsländern des Fernen Ostens 35% und in denjenigen Afrikas 24% des für 1977 in der Statistik ausgewiesenen Verbrauchs von Tierprotein durch Fischereierzeugnisse abgedeckt. Im Vergleich dazu lag der Fischanteil in den kapitalistischen Ländern Europas bei 9%, in Nordamerika bei 5% [6].

Tabelle 2
Menge und Struktur des globalen Aufkommens der Meeres- und Binnenfischerei (1980)

Organismen	Menge (Mio. t)	Anteil (%)
Seefische	55,8	75,8
Süßwasserfische	8,0	10,9
Krustazeen, Mollusken	9,6	13,0
sonst. Aquatilien*	0,2	0,3

* ohne pflanzliche Organismen
Quelle: FAO, The State of Food and Agriculture 1981, Rome 1982

Wie sieht es im Jahr 2000 aus?

Expertenschätzungen über die um die Jahrtausendwende erschließbaren Meeresressourcen weichen noch relativ stark voneinander ab. Nach Ritzhaupt und Mitarbeitern [7] bewegen sich „die meisten der nach unterschiedlichsten Berechnungsmethoden erhaltenen, zuverlässig scheinenden Zahlen . . . zwischen 80 und 120 Mio. t. Diese 120 Mio. t wären dann der Grenzwert der Erträge an traditionellen Fischarten, wie er um das Jahr 2000 erreicht werden dürfte." Edwards und Suomala [8] rechnen mit einem Aufkommen an Seefischen in Größenordnungen zwischen 70 und 80 Mio. t, wobei sie davon ausgehen, daß der Hauptteil weiterhin in den Schelfgebieten gefangen wird. Jüngsten FAO-Prognosen zufolge liegt das im Jahr 2000 erschließbare Potential der Weltmeere an Fischen, Krustazeen, Mollusken und anderen Aquatilien bei etwa 100 Mio. t [9]. Diese Prognose basiert vor allem auf der Einschätzung der in den achtziger und neunziger Jahren erreichbaren praxisrelevanten wissenschaftlich-technischen und technologischen Fortschritte und geht dabei zugleich davon aus, daß auch bei den in den Entwicklungsländern dominierenden kleinen Fischern verbesserte Fang-, Verarbeitungs- und Vermarktungsmethoden durchgesetzt werden können.

Nicht in die Prognosen einbezogen sind die derzeit nur grob abschätzbaren nichtkonventionellen Ressourcen wie z. B. die verschiedenen Vertreter der Kleinkrebse und die Leuchtsardinen. Es handelt sich dabei um ein immenses Potential — allein die kommerziell nutzbare Menge des in der Subantarktis beheimateten Krill wird mit 50 bis 60 Mio. t veranschlagt [10] — für dessen Erschließung und Verwertung jedoch noch keine ökonomisch effektiven technologischen Lösungen vorliegen. Obwohl diese und andere nichtkonventionelle Eiweißressourcen in der Perspektive auch für die menschliche Ernährung in Betracht zu ziehen sind, so ist doch zunächst primär an ihren Einsatz in der Tierernährung und damit an die zumindest teilweise Substitution anderer Eiweißträger wie Soja oder Fischmehl zu denken [11]. Besonders einige pelagische Spezies — Sardinen, Sardinellen Anchovetas u. a. —, die bislang zu Fischmehl verarbeitet wurden, das fast ausschließlich in der Viehwirtschaft von Industrieländern zum Einsatz kam, könnten speziell in Entwicklungsländern mit defizitärer Proteinbilanz direkt für die Verbesserung der Versorgung der Bevölkerung genutzt werden, wenn es gelänge, wirtschaftlich akzeptable Verarbeitungstechnologien zu schaffen.

Wenngleich die Binnenfischerei nur zu einem reichlichen Zehntel am Weltaufkommen beteiligt ist, so ist sie doch für einige Regionen der Tropen und Subtropen (namentlich in Asien und Afrika) von großer Bedeutung für die Versorgung der Bevölkerung mit tierischem Eiweiß. Das wird schon allein durch die Tatsache verdeutlicht, daß etwa 80% der Produktion bzw. der Fänge von Süßwasserfischen auf die Entwicklungsländer entfallen, wobei der überwiegende Teil von kleinen Fischern — in den Gebieten des Wasserreisanbaus auch von Bauern — aufgebracht wird.

Folgt man den Schätzungen der FAO, denen zufolge von annähernd 8 Mio. kleinen Fischern etwa 20 Mio. t Speisefische erzeugt oder gefangen werden [12], dann liegt nahe, daß hier noch ein beachtliches Potential für die Verbesserung der regionalen bzw. lokalen Versorgung in einigen Entwicklungsländern erschlossen werden kann. Um dieses Potential in spürbaren Größenordnungen in Produkten umzusetzen, sind freilich durchgreifende sozialökonomische Veränderungen erforderlich, die es, wie die Beispiele von Fischereigenossenschaften in Kuba, in der VR Vietnam und in einigen sozialistisch orientierten Entwicklungsländern zeigen, den kleinen Fischern ermöglichen, modernere und

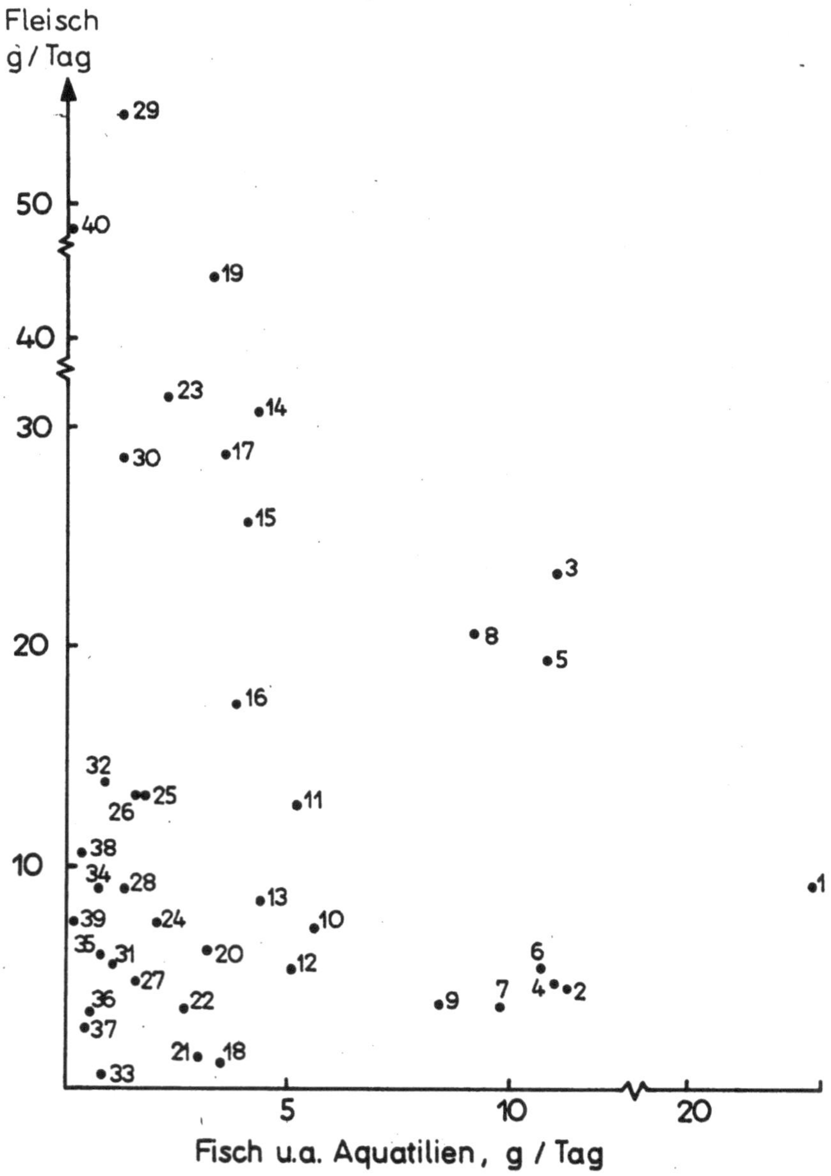

Abb. 1. Regionaler Prokopfverbrauch von Fleisch und Fisch (1977).
Quelle: FAO, Food Balance Sheets and Per Caput Food Supplies, Rome 1980.
Erläuterungen: 1 = Japan; 2 = Malaysia; 3 = Dänemark; 4 = Philippinen; 5 = Norwegen; 6 = Senegal; 7 = Ghana; 8 = UdSSR; 9 = Thailand; 10 = Elfenbeinküste; 11 = Kuba; 12 = Tansania; 13 = Peru; 14 = DDR; 15 = Großbritannien; 16 = Venezuela; 17 = BRD; 18 = Indonesien; 19 = USA; 20 = Sambia; 21 = Bangladesh; 22 = Nigeria; 23 = ČSSR; 24 = VR China; 25 = Brasilien; 26 = Nikaragua; 27 = Zaire; 28 = Mexiko; 29 = Argentinien; 30 = Ungarische VR; 31 = Ägypten; 32 = Simbabwe; 33 = Indien; 34 = Kenia; 35 = Irak; 36 = Pakistan; 37 = Mozambique; 38 = Sudan; 39 = Äthiopien; 40 = Mongolische VR

effektivere Technologien anzuwenden. Allein mit ‚Technischer Hilfe', wie sie im Rahmen von Entwicklungsprojekten kapitalistischer Länder, der Weltbank und anderer einschlägiger Institutionen praktiziert wird, ist dieses Ziel nicht zu erreichen. Kapitalistische ‚Entwicklungshilfe' geht vielmehr an der Masse der armen Fischer vorbei, beschleunigt deren Verelendung und fördert im Sinne der neokolonialistischen Strategie die Herausbildung bzw. Stärkung des kapitalistischen Elements in der Fischereiwirtschaft der ökonomisch abhängigen Empfängerländer.

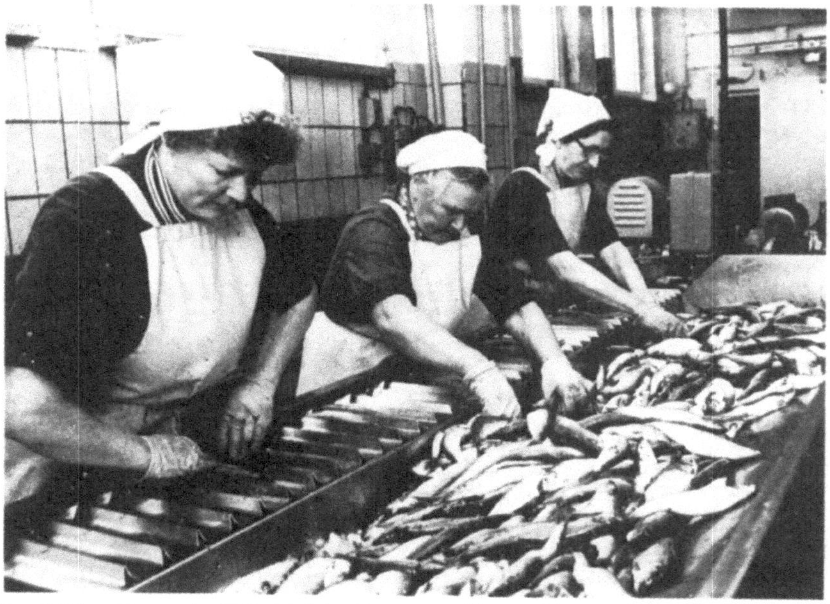

Von fleißigen Frauen der FPG „Einheit" Ummanz auf der Insel Rügen wird Hering für die Konservierung vorbereitet

Zu den Aufgaben der Weltfischereikonferenz

In Anbetracht der neuen Situation, die sich aus den eingangs erwähnten politischen und ökonomischen Veränderungen für die weitere Entwicklung der Fischereiwirtschaft ergibt, sowie der Tatsache, daß die Steigerung des Aufkommens aus den Meeren und Binnengewässern eine wichtige Voraussetzung für die Bewältigung der akuten Ernährungsprobleme dieses und des kommenden Jahrzehnts darstellt, soll sich die Weltfischereikonferenz vor allem mit folgenden Problemkreisen befassen [13]:

- Erarbeitung von nationalen und internationalen Strategien und Aktionsprogrammen zur Erhöhdes Beitrags der Fischereiwirtschaft für die Verbesserung der Welternährungslage
- Maßnahmen zur verstärkten Unterstützung der Entwicklungsländer beim Auf- und Ausbau sowie bei der Organisation ihres Fischereiwesens
- Förderung der internationalen Zusammenarbeit zur Erreichung dieser Ziele durch bessere Kooperation zwischen entwickelten und Entwicklungsländern sowie der Entwicklungsländer untereinander.

Damit sind aktuelle und perspektivische Schlüsselfragen der internationalen Fischereiwirtschaft angesprochen. Inwieweit die angestrebten Maßnahmen im Sinne einer Verbesserung der Welternährungssituation und speziell der Ernährungslage der unterprivilegierten Bevölkerungsmehrheit in den Entwicklungsländern wirksam werden, hängt wesentlich davon ab, wann und in welchem Umfang es gelingt, die vor allem von den Ländern der Sozialistischen Staatengemeinschaft und von der überwiegenden Mehrzahl der Entwicklungsländer auf der III Seerechtskonferenz geforderten Maßnahmen zur Erhaltung und Mehrung der natürlichen Meeresressourcen durchzusetzen, der Überfischung traditionell reicher Fanggebiete durch kapitalistische bzw. transnationale Flotten Einhalt zu gebieten und die die Intensivierung der Fischwirtschaft in den Entwicklungsländern hemmenden sozialökonomischen Strukturen zu überwinden.

Literaturhinweise

[1] Castro, F.: Die ökonomische und soziale Krise in der Welt; Bericht an die VII. Gipfelkonferenz der Nichtpaktgebundenen; Dresden, 1983, S. 106
[2] vergl. hierzu: Görner, G.: Neue Seerechtskonventation; Deutsche Außenpolitik, Berlin, 11/1982, S. 90
[3] zit. bei Görner, G.; [2], S. 99
[4] FAO: Reshaping World Fisheries; WFC/83/1, S. 1
[5] siehe [4], S. 7
[6] Berechnet nach: FAO: Food Balance Sheets and Per Caput Food Supplies, Rome 1980, S. 23—53
[7] Ritzhaupt, H., W. H. Hahlbeck und S. Holzlöhner: Nahrung aus dem Meer; Leipzig, Jena, Berlin, 1977, S. 23
[8] Edwards, R. L. und J. B. Suomala jr.: World Fisheries in the Twenty-First Century; in: Technology Review, Massachusetts (USA), Febr./März 1981, S. 43
[9] siehe [4], S. 4
[10] siehe [7], S. 25
[11] vergl. hierzu: Münch, S. und W.-D. Graewe: Some Aspects of Identifying Protein Demand on a Global and Regional Scale; in: A Systems Analysis Approach to the Assessment of Non-Conventional Protein Production Technologies; IIASA, CP-83-30, Laxenburg, Juni 1983, S. 3
[12] FAO: The World Food Survey 1983, Rome 1983, S. 27
[13] siehe [4], S. 3

Prof. Dr. sc. S. Münch
Sektion Pflanzenproduktion
Bereich Ausländische Landwirtschaft/Agrargeschichte
Humboldt-Universität
Berlin

Fragen und Antworten

Frage:

Was ist unter dem Bienenprodukt „Propolis" zu verstehen? Stimmt es, daß man in neuerer Zeit Heilwirkungen dieses Stoffes festgestellt hat (U. P., Potsdam)

Antwort:

Propolis wird auch als Kittharz bezeichnet. Es ist das Harz von Knospenschuppen (z. B. von Birken, Pappeln). Die Bienen sammeln dieses Harz und verwenden es zum Verkitten von Spalten und Rissen in der Beute, überziehen damit die Innenwände der Beuten und können es auch zum Verengen der Fluglöcher einsetzen.
Es ist bekannt, daß dieses Harz eine antibakterielle (d. h. gegen Bakterien gerichtete) Wirkung besitzt. Aus diesem Grunde wird es in verschiedenen Ländern als Wirkstoff in bestimmten Arzneimitteln (z. B. in Salben) verwendet. Dr. F. Baum

Ernährungsforschung 29 (1984) 1, 10—11

H.-J. Maiwald, W. Tietze, B. Greiling, S. Callmeier und J. Bánóczy

Kariogenität von saccharose-, xylit-, mannit-, sorbit- und fruktosehaltigen Schokoladen

Auf Grund des hohen Zuckergehaltes, ihrer klebrigen Konsistenz sowie ihrer häufigen Aufnahme — vorwiegend zwischen den Hauptmahlzeiten — gehören die Schokoladen zu den stark kariogenen Nahrungsmitteln. In der Schweiz [6] betrug der Prokopfverbrauch 1981 10 kg, dies bedeutet pro Tag etwa 25 g. Bei eigenen Untersuchungen bei 14-jährigen Kindern betrug der Anteil der Schokolade an der Häufigkeit der Aufnahme zuckerhaltiger Nahrungsmittel zwischen den Hauptmahlzeiten 14%, von der Menge her waren es pro Kind und Tag 8 g.

Die Gestaltung der Schokolade (Täfelung) führt zwangsläufig dazu, sie nicht auf einmal, sondern in Abständen zu konsumieren. Somit kommt es zu einer häufigen Anwesenheit von Schokolade (und damit auch Zucker) im Munde und zu einer langanhaltenden bakteriell bedingten Säurebildung in den Zahnbelägen (Plaque).

Es existiert eine Reihe von Versuchen, Schokoladen zu entwickeln, die weniger kariogen sind. Dabei treten allerdings zahlreiche Probleme auf, wie z. B. Geschmack, Aussehen, Haltbarkeit, Schmelzeigenschaften u. a. Der Versuch durch säureneutralisierende Zusätze (z. B. Harnstoff [5]) die Kariogenität zu senken, blieb erfolglos. Der Austausch von Saccharose z. B. durch Sorbit (Diabetiker-Schokolade) bedingt nicht ohne weiteres einen effektiven Rückgang der Kariogenität, da die anderen Inhaltsstoffe teilweise auch zu Säuren abgebaut werden können [2]. Von Mühlemann und Mitarbeitern [4] wurde 1982 mit der Methodik der oralen Plaque-pH-Telemetrie die erste zahnschonende Schweizer Milchschokolade ausgewiesen, die zu je 20% die Zuckeraustauscher Mannit und Xylit enthält, nachgesüßt mit Saccharin und Einsatz eines laktosefreien Milchproteins (Milchschokolade 1579, Halba AG, Wallisellen, Schweiz).

In der vorliegenden Arbeit werden einige Testprodukte mit verschiedenen Zuckeraustauschstoffen auf ihr kariogenes Potential hin getestet.

Material und Methodik

Die Untersuchungen erfolgten mit der Methodik der oralen Plaque-pH-Telemetrie [1]. Die Meßprothese mit der Miniaturglaselektrode wurde vom Probanden drei Tage getragen, wobei an der Elektrodenseite die Zahnpflege unterblieb. Die Untersuchungen erfolgten jeweils am Morgen nach einer 12-stündigen Nahrungskarenz (Nüchternplaque). Die Untersuchungszeit betrug 20 Minuten, wobei über 3 Minuten die Schokolade im Mund leicht gelutscht wurde. Als Kontrolle des Systems wurde wie in früheren Versuchen anschließend mit einer 10%igen Saccachoselösung gespült, und es erfolgte eine Eichung der Elektrode mit entsprechenden Puffern.

Getestet wurden die in Tabelle 1 aufgeführten Schokoladen.

Tabelle 1
Getestete Schokoladen

Nr.	Süßungsmittel	Bemerkungen	Hersteller
1	Xylit	Bitterschokolade Testproduktion	VEB Fora, Leipzig, DDR
2	Sorbit	Bitterschokolade Testproduktion	(wie bei Nr. 1)
3	Saccharose	Bitterschokolade Testproduktion	(wie bei Nr. 1)
4	Xylit	Milchschokolade Testproduktion	Maestrani, Schweizer Schokoladen AG, St. Gallen, zur Verfügung gestellt durch Xyrofin, Baar, Schweiz
5	Xylit	Milchschokolade — hell Testproduktion	(wie bei Nr. 4)
6	Mannit	Milchschokolade „Säntis special“ Diätschokolade, im Handel	Maestrani, Schweizer Schokoladen AG, St. Gallen, Schweiz
7	Fruktose	„Edel-Vollmilch-Nuß“-Diätschokolade, im Handel	Philipp Born GmbH, Friedrichsdorf, BRD
8	Sorbit, Saccharin	Diabetiker-Schokolade, Halbbitter	Konsum-Schokoladenbetrieb Konsü, Tangermünde, DDR

Ergebnisse und Diskussion

Die Mittelwertkurven der einzelnen Untersuchungsgruppen sind in der Abbildung 1 zusammengestellt. Es lassen sich eindeutig zwei Gruppen voneinander abgrenzen:

- Schokoladen, die den Plaque-pH nicht unter pH = 5,5 senken (= kritischer pH-Wert, unter dem es zur direkten Schmelzanlösung kommt). Dazu gehören die Bitterschokolade mit Xylit (1), Milchschokolade mit Xylit (4), Bitterschokolade mit Sorbit (2), Halbbitterschokolade mit Sorbit und Saccharin (8) sowie die Milchschokolade mit Mannit (6).
- Schokoladen, die den Plaque-pH

deutlich unter den pH = 5,5 senken. Dazu gehören die Bitterschokolade mit Saccharose (3), die Diätschokolade mit Fruktose (7) und die Milchschokolade — hell mit Xylit (5).

Nach den Festlegungen des Eidgenössischen Gesundheitsamtes (Schweiz) von 1969 [3] können die Schokoladen der ersten Gruppe den „zahnschonenden" Produkten zugeordnet werden, d. h. es sind Produkte, bei denen bei pH-telemetrischer Prüfung unter in-vivo-Bedingungen am Menschen der Nachweis erbracht werden kann, daß der pH-Wert im Zahnbelag innerhalb von 30 Minuten nicht unter 5,7 absinkt. Die in der zweiten Gruppe genannten Produkte müssen als kariogen eingestuft werden. Die Ergebnisse demonstrieren sehr eindeutig, daß der Ersatz von Saccharose durch Zuckeraustauschstoffe nicht immer zu weniger kariogenen Produkten führen muß. Dies ist bei der Fruktose-Schokolade der Fall, aber auch bei der hellen Milchschokolade mit Xylit. Dies korrespondiert mit den Ergebnissen von Mühlmann und Mitarbeitern [4].

Aus den Untersuchungsergebnissen läßt sich ableiten, daß vom Prinzip her die Herstellung von nicht bzw. wenig kariogenen Schokoladen möglich ist. Vom Geschmack sind allerdings nicht alle getesteten Produkte mit einer normalen Saccharose-Schokolade zu vergleichen und somit als empfehlenswertes Alternativprodukt in der Annahme durch den Verbraucher fraglich.

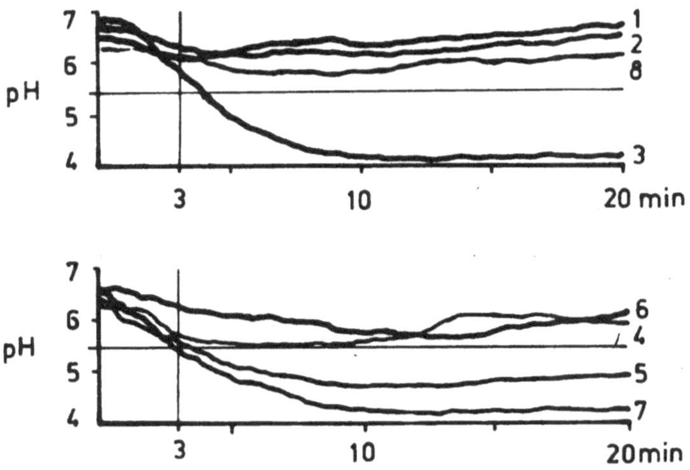

Abb. 1. Mittelwertkurven des pH-Verlaufes in einer drei Tage alten Plaque nach dem jeweiligen dreiminütigen Zergehenlassen verschiedener Schokoladen (Methodik der oralen Plaque-pH-Telemetrie). Die Nummern entsprechen der Zusammenstellung der untersuchten Schokoladen in Tabelle 1.

Zusammenfassung

Auf Grund des hohen Zuckergehaltes, ihrer klebrigen Konsistenz sowie ihrer häufigen Aufnahme zwischen den Hauptmahlzeiten, gehören Schokoladen zu den stark kariogenen Nahrungsmitteln. Mittels der oralen Plaque-pH-Telemetrie wurden 8 verschiedene Schokoladen (z. T. Testproduktionen) auf ihr kariogenes Potential untersucht. Als Produkte mit nicht kariogenem Potential erwiesen sich Bitterschokoladen mit Xylit und Sorbit, Milchschokoladen mit Xylit und Mannit; kariogen dagegen waren Milchschokoladen mit Fruktose und helle Milchschokolade mit Xylit.

Literaturhinweise

[1] Maiwald, H.-J., W. Tietze und K. Blüthner: Der Einsatz der oralen Plaque-pH Messung zur Untersuchung von Ernährungseinflüssen; Zahn-, Mund- und Kieferheilk. **70** (1982) 814—820

[2] Mühlemann, H. R.: Zucker und Zürich, Plaque-pH-Telemetrie; Swiss dent **3** (1982) 5, 41—52

[3] Mühlemann, H. R.: Zu den Begriffen „zahnschonend" und „zuckerfrei"; Swiss dent **3** (1982) 9, 23—29

[4] Mühlemann, H. R., Th. Imfeld und A. Firestone: Die erste zahnschonende Schweizer Milchschokolade; Swiss dent **3** (1982) 9, 33—37

[5] Schmidt, H. F. M. und R. Holstein: Untersuchung über die Wirkung von Carbamidzusätzen zur Verminderung der Kariogenität von Schokoladen; Dt. zahnärztl. Z. **34** (1979) 160—161

[6] Schokoladenindustrie, 1981 war ein zufriedenstellendes Jahr; Swiss food **4** (1982) 5, 7—9

Prof. Dr. sc. H.-J. Maiwald
Sektion Stomatologie
Wilhelm-Pieck-Universität
Rostock
Dipl.-Ing. W. Tietze,
Dr. B. Greiling und
S. Callmeier
Sektion Stomatologie
Medizinische Akademie
Erfurt
und
Prof. Dr. J. Bánóczy
Med. Semmelweis-Universität
Budapest
Ungarische VR

Buchbesprechung

Wege und Irrwege moderner Ernährung

Der Verfasser ist bekannt durch sein Buch „Sinn und Unsinn der Diätetik". Er setzt sich sehr kritisch mit den Methoden, Ergebnissen und Aussagen der modernen Ernährungslehre auseinander. Abweichend von dem üblichen didaktischen Aufbau von Büchern über dieses Wissensgebiet ist sein Werk auf originelle Art anders strukturiert. Schon die Überschriften der Hauptabschnitte zeigen diese andersartige Modalität:

1. Zucker und Salz
2. Nichtgichtische Hyperurikämie und purinarme Diät
3. Die Gewürze — Stiefkinder moderner Ernährungsforschung
4. Aufstieg und Niedergang der „essentiellen Fettsäuren"
5. Glaubenslehren (Vegetarismus, Makrobiotik)
6. Vitamine — Mythen und Fakten
7. Außenseiterdiäten
8. Ernährungsberater und Werbetexter.

Das Bemühen des Verfassers, Möglichkeiten für eine optimale Gestaltung der Ernährung aufzuzeigen, ist anerkennenswert. Es wird aber erschwert durch die Aneinanderreihung und Beschreibung zahlreicher aus dem allerdings profunden Literaturfonds entnommenen Fakten, die jedoch nur teilweise kommentiert, andererseits aber wieder nur mitgeteilt werden. Zusammenfassendes Urteil des Rezensenten: ein interessantes, aber nicht einfach zu lesendes Buch, von dem man nach der Lektüre den Eindruck hat, daß die Irrwege moderner Ernährung zu stark betont sind.

W. Reuter

Ernährungsforschung 29 (1984) 1, 12—14

R. Weiner

Digestive und resorptive Funktionen des Dünndarms bei Niereninsuffizienz

Gastrointestinale Symptome wie Übelkeit, Erbrechen, Durchfälle und Leibschmerzen treten im Rahman der chronischen Niereninsuffizienz auf. Sie stehen oftmals im Vordergrund der klinischen Symptomatik und verleiten zu Fehldiagnosen. Im terminalen Stadium der chronischen Niereninsuffizienz werden häufig hämorrhagische und ulzerative Läsionen im gastrointestinalen Trakt gefunden [21]. Bei etwa 60% bis 100% aller Urämiker lassen sich pathologisch-anatomische Veränderungen unterschiedlichen Schweregrades im gesamten Verdauungstrakt nachweisen [7].

Morphologie der Dünndarmmukosa bei chronischer Niereninsuffizienz

Die Pathogenese gastrointestinaler Störungen wird bisher unterschiedlich diskutiert und ist noch nicht in allen Teilkomponenten untersucht. Die Dünndarmmukosa zeigt bei der chronischen Niereninsuffizienz histologische Veränderungen. Der Schweregrad der Schleimhautschädigung ist jedoch in den meisten Fällen nicht sehr ausgeprägt und ähnelt denen der einheimischen Sprue [26]. Bei dieser glutensensitiven Enteropathie liegt ein hyperregeneratorischer Schleimhautumbau vor. Der Mitoseindex ist erheblich gesteigert. Demgegenüber kommt es bei der akuten Niereninsuffizienz zu einer Einschränkung der physiologischen Zellneubildung von Enterozyten (hyporegeneratorische Reaktionsform) mit Verlängerung des Generationszyklus in Abhängigkeit vom Grad der Niereninsuffizienz [3, 18]. Es scheinen somit grundsätzliche Unterschiede in der Proliferationskinetik der Enterozyten zwischen akuter und chronischer Niereninsuffizienz zu bestehen, über deren kausale Zusammenhänge noch keine einheitlichen Auffassungen vorliegen. Bei der chronischen Urämie kommt es zu einem Anstieg der regenerativen Zellen, der als kompensatorischer Mechanismus angesehen werden kann [19]. Der direkte Nachweis einer urämischtoxischen Schädigung der Enterozyten, die eine gesteigerte Zellexfoliation und nachfolgend eine gesteigerte Proliferation des Kryptenepithels induzieren könnte, ist noch nicht erbracht worden.
Eine Reduktion der resorptionsfähigen Dünndarmoberfläche verursacht im Stadium der Niereninsuffizienz Störungen der Membrandigestion und der enteralen Resorption unterschiedlichen Ausmaßes.

Membrandigestion bei chronischer Niereninsuffizienz

Die exokrine Pankreasfunktion wird in der Urämie beeinträchtigt [1, 20, 27, 36]. Dagegen sind die vorliegenden Kenntnisse über die Veränderungen der Membrandigestion bei chronischer Niereninsuffizienz widersprüchlich. Denneberg und Mitarbeiter [5] fanden in Dünndarmbiopsaten von 17 Patienten mit chronischer Niereninsuffizienz (11 Patienten unter Hämodialysebehandlung und 6 konservativ geführte Patienten) in etwa 50% der Fälle eine erniedrigte Glycyl-L-Leucin- und L-Alanyl-L-Prolin-Dipeptidase-Aktivität. Die Veränderungen der Aktivitäten der anderen getesteten Dipeptidasen waren weniger auffällig. Die Proteinaufnahme betrug etwa 35 g/Tag in der konservativ behandelten Gruppe und 52 g/Tag in der Gruppe, die sich in der Hämodialyse-Behandlung befand.
Bei der Beurteilung der Rolle der Ernährung für die Enzymaktivitäten der Darmschleimhaut im Tierexperiment muß davon ausgegangen werden, daß besonders der Eiweißgehalt der Nahrung einen wesentlichen Einfluß ausübt. Sterner [32] konnte zeigen, daß bei der chronischen Niereninsuffizienz die Aktivität der Glycyl-L-Leucin-Dipeptidase, die die Hydrolyse einer großen Anzahl von Dipeptiden katalysiert, eine signifikante Abhängigkeit vom Eiweißgehalt der Ernährung aufweist. Wenn in tierexperimentellen Untersuchungen die urämischen Tiere mit einer 24%igen Proteindiät ernährt wurden, dann stieg die Enzymaktivität der Glycyl-L-Leucin-Dipeptidase an. Wurden aber die Ratten mit einer 6%igen Proteindiät gefüttert, so ließen sich signifikant niedrigere Enzymaktivitäten nachweisen. Die L-Methionyl-L-Methionin-Dipeptidase-Aktivität zeigte ein gleichartiges Verhalten.
Eine total parenterale Ernährung führt zu einer weiteren Reduktion der Enzymaktivitäten in der Dünndarmmukosa urämischer Ratten [4]. Die Reduktion der Dünndarmmasse und der Enzymaktivitäten in der Mukosa unter einer total parenteralen Ernährung konnten ebenfalls bei nicht urämischen Ratten nachgewiesen werden [2, 16]. Die Ursache für den Anstieg der Enzymaktivitäten bei urämischen Ratten nach Fütterung einer Diät mit einem normalen Proteingehalt ist noch nicht endgültig geklärt, kann aber durch den erhöhten Gehalt an Di- und Olipopeptiden im Darmlumen bedingt sein. Daher ist es möglich, daß sich die intestinalen Dipeptidaseaktivitäten an die Veränderungen im luminalen Gehalt an Peptiden anpassen. Bei einer Ernährung mit Diäten, die einen niedrigen Proteingehalt aufweisen, werden die Dipeptid-

menge im Dünndarmlumen erniedrigt und die Aktivitäten der Dipeptidasen reduziert. Frühere Untersuchungen bei gesunden Ratten, die mit einer proteinarmen Diät ernährt wurden, konnten eine Reduktion sowohl der membranständigen als auch der intrazellulären Peptidaseaktivitäten nachweisen [15, 25, 30].

Sterner [32] ermittelte einen geringen Anstieg der Saccharaseaktivitäten bei urämischen Ratten unter einer Ernährung mit einem normalen Proteingehalt. Im Gegensatz dazu fanden Grimmel und Mitarbeiter [9, 10] eine reduzierte Saccharaseaktivität im Dünndarm von urämischen Ratten. Die Laktase-, Zellobiase- und Maltaseaktivitäten waren nicht verändert [9, 10]. Möglicherweise ist die unterschiedlich hohe Aufnahme und die Zusammensetzung der Kohlenhydrate in den Diäten für diese Differenzen verantwortlich zu machen. Die Dünndarmssaccharase- und Maltaseaktivität gesunder Ratten war normal und wurde durch den Gehalt an Saccharose und Maltose in der Nahrung reguliert [17]. Unter einer proteinarmen Ernährung fand Sterner [18] eine höhere Laktaseaktivität bei urämischen Ratten. Ein Anstieg der Laktaseaktivität wurde bereits in früheren Untersuchungen an mangelernährten Ratten (Proteindefizit) ohne Niereninsuffizienz nachgewiesen [15, 34].

Wenn man die Ergebnisse der tierexperimentellen Studien zur Peptidaseaktivität auf Patienten mit einer chronischen Niereninsuffizienz übertragen will, so muß man berücksichtigen, daß die reduzierte Dipeptidaseaktivität des Dünndarms bei Niereninsuffizienten, wie sie von Denneberg und Mitarbeitern [5] beobachtet wurde, möglicherweise durch die Proteinmangelernährung verursacht wurde und nicht durch den urämischen Status per se. Es ist für die klinische Ernährung urämischer Patienten von Bedeutung, daß die Adaptation der intestinalen Peptidasen vom Proteingehalt der Nahrung abhängt. Eine klinische Relevanz liegt insbesondere bei der Nahrungsadaptation vor, wenn ein Wechsel von einer enteralen Ernährung mit einem niedrigen Proteingehalt auf eine proteinreiche Nahrungsform, von einer chemisch definierten Diät mit monomeren Aminosäuren zu einer Proteindiät und von einer parenteralen zu einer enteralen Ernährung übergegangen wird.

Mit dem Laktose-Toleranztest und dem Fettbelastungstest konnten von Sperschneider und Mitarbeitern [31] mit ansteigendem Niereninsuffizienzgrad zunehmend pathologische Testergebnisse ermittelt werden. Bei Langzeitdialysepatienten verminderte sich der Anteil mit Laktosemaldigestion. Eine Herabsetzung der Digestionskapazität bei morphologisch veränderter Schleimhaut ist deshalb zu erwarten, weil sich die Lokalisation der Verdauungsenzyme, wie auch der Laktase, auf den Bürstensaum der Dünndarmschleimhaut beschränkt. Ebenso enge Beziehungen bestehen zwischen Dünndarmmorphologie und Fettassimilation. Bei Patienten mit chronischer Niereninsuffizienz konnten Sperschneider und Mitarbeiter [31] eine Verminderung der Fettresorption auf etwa 50 % der Norm nachweisen. Offenbar ist die geschädigte Dünndarmstelle nicht in der Lage, die Chylomikronensynthese aufrecht zu erhalten.

Dünndarmresorption und Niereninsuffizienz

Die Ergebnisse von Dünndarmfunktionsprüfungen bei Niereninsuffizienz in vivo zeigen, daß die Aufnahme von einigen Aminosäuren mehr eingeschränkt wird, als die Aufnahme der korrespondierenden Dipeptide [22]. Differenzen in der enteralen Aufnahme von Aminosäuren und Dipeptiden wurden in tierexperimentellen Untersuchungen unter definierten Diäten und beim Menschen im Falle bestimmter gastrointestinaler Erkrankungen gefunden [23]. Die Untersuchungen zur enteralen Resorption von Aminosäuren bei chronischer Niereninsuffizienz waren lange Zeit uneinheitlich. Es wurden sowohl Einschränkungen [12, 37] als auch Zunahmen des Ausmaßes der Aminosäurenresorption urämischer Ratten beobachtet [24, 37]. Die unterschiedlichen Stadien der Niereninsuffizienz und verschiedene experimentelle Methoden machten den Vergleich zwischen diesen Studien unmöglich. McVicar und Mitarbeiter [24] verwandten eine intestinale in-vivo-Perfusionstechnik und fanden eine erhöhte Resorption von Tyrosin, Phenylalanin und Glykose, nicht aber von Histidin, bei urämischen Ratten.

Es gilt heute als unumstritten, daß die enterale Resorption von Dipeptiden beim Gesunden wesentlich rascher und effektiver erfolgt als von analogen monomeren Aminosäuren. Die bessere Aufnahme von Aminosäuren in Form ihrer Dipeptide als in ihrer freien Form konnte bei urämischen Patienten eindeutig nachgewiesen werden [32]. Diese Ergebnisse besitzen eine große Bedeutung für die Ernährung von Patienten mit einer chronischen Niereninsuffizienz. Eine Diät, die vorwiegend Di- und Oligopeptide enthält, ist weniger hyperton als eine Diät, die sich ausschließlich aus den korrespondierenden freien Aminosäuren zusammensetzt. Sie kann daher wesentlich besser vertragen werden, d. h. es treten weniger Diarrhoen und andere gastrointestinale Symptome auf. Die Reduktion der resorptionsfähigen Dünndarmoberfläche und/oder funktionelle Beeinträchtigungen enteraler Transportzellen im Stadium der Niereninsuffizienz machen generalisierte enterale Resorptionsstörungen unterschiedlichen Ausmaßes wahrscheinlich. Eigene frühere experimentelle Untersuchungen [28, 29] konnten bei Kindern mit entzündlichen Nephropathien (Glomerulonephritis und Pyelonephritis) ohne stärkere Retention harnpflichtiger Substanzen bereits funktionelle Veränderungen in der enteralen Monosaccharidresorption nachweisen. Bei Kindern, die an einer Glomerulonephritis erkrankt waren, kam es zu einer deutlichen Herabsetzung der renalen Exkretionsfunktion von D-Xylose gegenüber nierengesunden und an Pyelonephritis erkrankten Kindern. Gleichzeitig konnte eine deutliche Verlangsamung der enteralen Resorption und eine Verringerung ihres Ausmaßes bei der Gruppe der an Glomerulonephritis erkrankten Kinder beobachtet werden. Auf Grund der erhobenen Befunde scheinen zumindest beim Krankheitsbild der Glomerulonephritis entero-renale Beziehungen [35] zu bestehen.

Störungen der enteralen Aufnahme von Kalzium und anderen Elektrolyten bei Kranken mit einer Niereninsuffizienz sind seit langem bekannt. Untersuchungen von Kodicek und Mitarbeitern [14] konnten nachweisen, daß das für die enterale Aufnahme des Kalziums entscheidende Vitamin D_3 in der Niere gebildet wird. Die verminderte Re-

Tabelle 1
Diätetische Maßnahmen bei chronischen Nierenerkrankungen nach Kluthe [13]

1. Ausreichende Zufuhr von Protein und Proteinbestandteilen
2. Bedarfsadaptierte Energiezufuhr (Fett weniger als 1/3 der Nahrungsenergie)
3. Bedarfsadaptierte Elektrolytzufuhr (Na^+, K^+, Ca^{2+})
4. Bedarfsadaptierte Flüssigkeitszufuhr
5. Reichliche Vitaminzufuhr (keine routinemäßige Verabreichung fettlöslicher Vitamine)

sorption des Kalziums beim Urämiker ist somit offenbar primär renal bedingt. Prophylaktisch sollte bereits bei Kretininwerten von 180 µmol/l Vitamin D oder 25-Hydroxycholecalciferol verabreicht werden [11]. Unter der Dialysebehandlung kommt es zu einer Verbesserung der Kalziumresorption [8].
Die enterale Resorption von Eisen wird nach Untersuchungen von Sperschneider und Mitarbeitern [31] mit zunehmender Verschlechterung der Nierenfunktion eingeschränkt, wobei die Dialysebehandlung keine Verbesserung der Eisenaufnahme hervorruft.

Konsequenzen für die Ernährungstherapie chronisch Nierenkranker

Die wissenschaftlich begründete Ernährungstherapie bei chronischen Nierenerkrankungen hat sich in den letzten Jahrzehnten grundlegend gewandelt. Es entwickelte sich eine sehr differenzierte Diätetik, die eine ganze Reihe von Prinzipien berücksichtigt (Tabelle 1). Die Zufuhr von Protein und Proteinbestandteilen nimmt eine zentrale Stellung in der Ernährungstherapie Niereninsuffizienter ein. Besondere Aufmerksamkeit muß den Dialysepatienten geschenkt werden, da mit massiven Aminosäureverlusten über das Dialysat zu rechnen ist. Die besonderen Probleme der Diätetik bei chronischer Dialysebehandlung wurden von Lindenau [17] in dieser Zeitschrift bereits ausführlich dargestellt. Insgesamt ist es für die Ernährungstherapie Niereninsuffizienter von großer Bedeutung, inwieweit Funktionsstörungen der Digestion und Resorption im Stadium der Niereninsuffizienz auftreten, die bei der Durchführung einer enteralen Ernährung Berücksichtigung finden müssen.
Grundsätzlich kann festgestellt werden, daß selbst im terminalen Stadium der Niereninsuffizienz die Nahrungsassimilation im Verdauungstrakt nicht völlig zum Erliegen kommt und keine vollständige Maldigestion oder Malresorption resultiert. Es ist jedoch eindeutig erwiesen, daß mit zunehmender Retention harnpflichtiger Substanzen im Organismus Funktionsstörungen der Dünndarmschleimhaut auftreten, die eine enterale Ernährungstherapie limitieren.
Mit dem Nachweis einer im Vergleich zu monomeren Aminosäuren günstigeren enteralen Aufnahme von Di- und Oligopeptiden werden neue Möglichkeiten zur Realisierung einer effektiveren enteralen Ernährungstherapie eröffnet.

Literaturhinweise

[1] Arram, M. M.: Nephron **18** (1977) 68 bis 71
[2] Castro, G. A., E. M. Copeland, S. J. Dudrick and L. R. Johnson: J. Nutr. **105** (1975) 776—781
[3] Castrup, H. J., U. Löhrs und M. Eder: Klin. Wochenschr. **48** (1970) 244—245
[4] Das, M. and A. N. Radhakrishnan: Biochem. J. **135** (1973) 609—615
[5] Denneberg, T., T. Lindberg, N. O. Berg and A. Dahlqvist: Acta Med. Scand. **195** (1974) 465—470
[6] Deren, J. J., Broitman and N. Zamcheck: J. Clin. Invest. **46** (1967) 186—195
[7] Dutz, H. und M. Mebel (Hrsg.): Die chronische Niereninsuffizienz; VEB Georg Thieme, Leipzig 1973, 167
[8] Fünfstück, R., G. Stein, K. Abendroth, K. D. Stiller, G. Kunath und H. Lauterbach: Dtsch. Gesundh.-Wesen **33** (1978) 1301—1305
[9] Grimmel, K., S. Bongartz and H. Kasper: Acta Hepato-Gastroenterol. **718** (1974) 383—387
[10] Grimmel, K., S. Bongartz and H. Kasper: Nephron **19** (1977) 81—87
[11] Hesch, R.-D., W. Gerlach, H. V. Henning, D. Emrich, F. Scheler und R. Kattermann: Dt. med. Wochenschr. **97** (1972) 1735—1742
[12] Kassler, G., H. Kasper, H. Grimmel, S. Bongartz und G. Hotz: Verh. dt. Ges. Inn. Med. **79** (1973) 717—719
[13] Kluthe, R.: Nieren und Hochdruckkrankheiten **2** (1976) 55—59
[14] Kodicek, E., D. E. M. Lawson and P. W. Wilson: Nature (London) **228** (1970) 763
[15] Kumar, V. and H. P. Chase: J. Nutr. **101** (1971) 1509—1514
[16] Levine, G. M., J. J. Deren, E. Steiger and R. Zinno: Gastroenterology **67** (1974) 1453—1458
[17] Lindenau, K.: Ernährungsforsch. **27** (1982) 46—48
[18] Löhrs, U. und H. Arnoldt: Beitr. pathol. Anat. u. allg. Pathol. **159** (1976) 325—342
[19] Löhrs, U., H. J. Castrup, B. Wiebecke and M. Eder: Effects of experimental uremia on the small intestina epithelium; In: Intestinal Adaptation; F. K. Schattauer Verlag, Stuttgart—New York (1973) 159
[20] Löhrs, U.: Pathological changes in pancreas and intestine in renal insufficiency; In: Robinson (Ed.): Proceedings of the European dialysis and transplantant association, Pittman Medical, Bath (1976) 556—564
[21] Mason, E. E.: Ann. intern. Med. **37** (1952) 96—105
[22] Matthews, D. M.: Absorption of peptides by mammalian intestine; In: Mathews and Payne (Ed.): Peptide transport in protein nutrition., North-Holland/American Elsevier, Amsterdam, Oxford, New York (1975) 61—146
[23] Matthews, D. M. and S. A. Adibi: Gastroenterology **71** (1976) 151—161
[24] Mc Vicar, M., S. Alam, R. A. Waphir, K. Mrozinska und F. Lifshitz: Pediatr. Res. **14** (1980) 1142—1146
[25] Nicholson, J. A., D. M. Mc Carthy and Y. S. Kim: J. Clin. Invest. **54** (1974) 890 bis 898
[26] Riecken, E. O., H. Lange, H. Menge und R. Bloch: Verh. dt. Gesellsch. inn. Med. **75** (1969) 656—658
[27] W. Schimmelpfennig und R. Schimmelpfennig: Dt. Gesundh.-Wesen **24** (1969) 393—399
[28] Schöne, D., R. Laue und R. Weiner: Dt. Gesundh.-Wesen **30** (1975) 1859—1862
[29] Schöne, D., E. Laue und R. Weiner: Dt. Gesundh.-Wesen **30** (1975) 2003—2006
[30] Solimano, G., E. A. Burges and B. Levin: Brit. J. Nutr. **38** (1967) 55—68
[31] Sperschneider, H., G. Stein and H. Kunath: Dt. Gesundh.-Wesen **32** (1977) 17—22
[32] Sterner, G.: Experimental studies of small intestinal function and nutrition in uremia; Diss. A, Malmö 1982
[33] Sterner, G., N. G. Asp, A. Dahlqvist, T. Denneberg and T. Lindberg: Nephron **26** (1980) 149—152
[34] Troglia, O. M., E. G. Laughrey and K. S. Heuley: Gastroenterology **58** (1970) 669 bis 672
[35] Weiner, R. und W. Hartig: Dt. Gesundh.-Wesen **34** (1979) 337—340
[36] Wizemann, V.: Exocrine pancreatic function in chronic renal failure; In: Robinson (Ed.): Proceedings of the European dialysis and transplantant association, Pittman Medical, Bath (1976) 585—591
[37] Wizemann, V., D. Ludwig, R. Kuhl and I. Burgmann: Amer. J. Clin. Nutr. **31** (1978) 1642—1646

Dr. sc. med. R. Weiner
Bezirkskrankenhaus St. Georg
Leipzig

Buchankündigung

Lexikon für das Gaststätten- und Hotelwesen

4., überarbeitete Auflage; Verlag Die Wirtschaft Berlin.
Wichtige Sachgebiete:
— Versorgung der Werktätigen mit Speisen und Getränken
— Sozialistische Betriebswirtschaft
— Technologie und Technik
— Berufsausbildung
— Ernährungs- und Kochwissenschaft

Ernährungsforschung 29 (1984) 1, 15—18

B. Piatkowski

Milchkuhfütterung und Rohmilchqualität

Milch und Milchprodukte gehören zu den Grundnahrungsmitteln für den Menschen und vermögen durch ihre Inhaltsstoffe Protein, Fett, Mineralstoffe und Vitamine das tägliche Nährstoffangebot auszugleichen. Dies trifft besonders für das Protein, einige Mineralstoffe (z B. Calcium) und Vitamine (Vitamin A, Vitamin B_1, B_6, B_{12}, Folsäure) zu. Um einen hohen Trinkmilchverzehr sowie die Produktion qualitativ guter Produkte wie Käse, Joghurt, Dauermilch u. a. zu gewährleisten, werden an die Milch entsprechende Anforderungen hinsichtlich ihrer Inhaltsstoffe und Verarbeitungseigenschaften gestellt.

Es sind vorrangig 4 Faktoren, die darauf Einfluß nehmen, nämlich vor allem das Tier (Rasse, Alter, Laktationsstadium u. a.), die Fütterung, das Management (Haltung, Technologie, Hygiene, Qualifikation des Menschen) sowie die Erkrankungen (Euter, Stoffwechsel). Fütterungsfaktoren vermögen sehr schnell die Milchqualität zu beeinflussen, daher soll ihr Einfluß nachstehend besprochen werden.

Einfluß auf die Inhaltsstoffe

Unter unseren Bedingungen wird die Erzeugung einer gehaltreichen Milch mit 4% Fett und 3,4% Protein angestrebt.

Milchfettgehalt und -eigenschaften

Milchfett enthält 40% langkettige Fettsäuren (C_{16}, C_{18}), die aus dem Futter und Depotfett stammen [11]. Der größere Anteil (60%) ist kurzkettig und hauptsächlich aus der im Pansen gebildeten Essig- und Buttersäure entstanden.

Veränderungen im Milchfettgehalt lassen sich zu 2/3 durch das Verhältnis der flüchtigen Fettsäuren (FFS) im Pansen erklären. Hierbei steht das Verhältnis von lipogenen (Azetat und Butyrat) zu glukogenen Fettsäuren (Propionat) im Vordergrund, das 4:1 nicht unterschreiten sollte [18]. Dies setzt eine optimale Pansenfermentation im pH-Wert-Bereich von 6,2 bis 6,5 bei ausreichender Wiederkautätigkeit und Speichelsekretion voraus.

Wird im Pansen auf Kosten von Azetat zuviel Propionat gebildet, so fehlen nicht nur Vorstufen für die Milchfettsynthese, sondern es erfolgt durch die Stimulierung der Insulinsekretion eine verstärkte Einschleusung der lipogenen Vorstufen in den Prozeß der Körperfettsynthese und eine Verminderung der Körperfettmobilisierung. Gegen eine Milchfettdepression wirkt die Aufnahme einer Mindestmenge an strukturwirksamer Rohfaser sowie an hochwertigem Protein oder von 0,2% Methionin-Hydroxy-Analoga [9]. Sie wird ausgelöst durch Zulage höherer Getreidemengen (über 50% in der Ration) bzw. von Öl oder Fett. Ist letzteres „geschützt", so stellt sich keine Depression ein [17], da es im Pansen nicht fermentiert wird und somit im Darm zur Resorption gelangt. Durch Verfütterung von geschütztem Öl kann der Milchfettgehalt erhöht werden [3]. Ist die Menge an resorbierten polyungesättigten Fettsäuren ausreichend, um die Cholesterolester- und Phospholipoidfraktionen im Blut zu sättigen, so gelangt die überschüssige Menge in das Milchfett.

Die Fettkonsistenz und damit die Streichfähigkeit der Butter wird durch den Gehalt an ungesättigten Fettsäuren in der Ration beeinflußt [11]. Bei jungem Weidefutter liegt beispielsweise eine sehr weiche, bei hohen Anteilen von überständigem Gras und Stroh in der Ration eine krümelige Butter vor. Die Verabreichung geschützter Fette oder ölhaltiger Samen könnte hier von Bedeutung sein [17].

Tabelle 1
Durchschnittliche Zusammensetzung des Milchproteins der Kuh [10]

Milchprotein	g/l
Kasein (49% α-, 39% β-, 12% κ-Kasein)	25
α-Lactalbumin	0,4—1,0
β-Lactoglobulin	2,0—4,0
Serumalbumin	0,2—0,4
Immunoglobuline	0,4—0,8
Sonstige	1,3
Membranprotein (Fettkügelchen)	0,2

Milchproteingehalt

Kuhmilch enthält 3,1 bis 3,6% (in Ausnahmefällen 2,8 bis 3,8%) Protein. Auf Stickstoff bezogen entfallen 95% auf reines Milchprotein und 5% auf NPN-Verbindungen. Im reinen Milchprotein stellt das Kasein mit 78% den Hauptanteil. Die restlichen 17% sind Serumproteine (Tabelle 1).

Für die industrielle Verarbeitung der Milch steht der Kaseingehalt im Vordergrund, der zwischen 2,2 und 2,8% liegen kann. Der Milchprotein- und Kaseingehalt wird fütterungsseitig in erster Linie von der Energieversorgung beeinflußt. Leichtverdauliche Kohlenhydrate erhöhen die mikrobielle Proteinsynthese im Pansen und stellen der Milchdrüse genügend Glukose und Energie zur Verfügung. So ist die Wirkung des Zuckers in der Ration auf die Erhöhung des Kasein- und auch Fettgehaltes zu erklären (Tabelle 2).

Als Schlußfolgerung ergibt sich, daß dem Zucker- und Stärkegehalt der Ration eine stärkere Beachtung geschenkt werden muß. Einem Zuckergehalt von 10 bis 12% in der Trockensubstanz bei einem Zucker-Stärke-Verhältnis von 1:1,5 bis 2 ist auch im Hinblick auf die Milchinhaltsstoffe anzustreben. Während Rohfaser und Fett den Milchproteingehalt senken, wirken sich Getreide, Futterrüben und energiereiches Grobfutter positiv aus.

Die wichtigsten Milchproteine wie α- und β-Kasein sowie Lactoglobulin (d. h. etwa 85% des Milch-Stickstoffs)

werden in der Milchdrüse synthetisiert, während beim Fett dieser Anteil nur zirka 50 bis 60% beträgt. Daher war ein Fütterungs- und Stoffwechseleffekt beim Milcheiweiß schneller erkennbar als beim Milchfett. Eiweißüberschuß führt nur zu einer schwachen Erhöhung des Gesamtprotein- bei gleichzeitigem Anstieg des Harnstoffgehaltes, wie eigene Untersuchungen zeigen (Tabelle 3).
Ein ausgeglichenes Protein-Energie-Verhältnis in der Ration, ausgedrückt durch den Protein-Energie-Quotienten (PEQ von 150 bis 175), ist erforderlich. Proteinüberschuß und Mangel an leichtverdaulichen Kohlenhydraten verursachen Verschiebungen im Verhältnis der Proteinfraktionen, wobei der Anteil der Serumproteine bis auf 30% (normal 17%) ansteigen kann, Proteinüberschuß bewirkt einen Anstieg des Harnstoffgehaltes von 15 bis 20 auf 35 bis 40 mg/100 ml. Aus den vorliegenden Untersuchungen [4, 5, 12, 15] ergeben sich Beziehungen zwischen Rohproteinversorgung der Kühe und dem Harnstoffgehalt. Als weitere NPN-Substanz in der Milch kommt Nitrat in Betracht. Bei Fütterung nitratreicher Grobfuttermittel (7 bis 10 g NO_3/kg Trockensubstanz) kann mit Nitratgehalten bis 25 mg/l Milch gerechnet werden [7]. Dabei scheint ein Übertritt bei Konservaten schneller zu erfolgen als bei Grünfutter (langsamere Freisetzung aus der intakten Zelle, mehr Zucker als Energiequelle). Der erhöhte Nitratgehalt von 25 mg/l Milch ist im Vergleich zu anderen Nahrungsmitteln niedrig und daher für den Menschen ohne Bedeutung.
Aus diesen kurzen Darlegungen wird erkennbar, daß die wichtigsten Milchinhaltsstoffe (Fett und Protein) in Konzentration und Zusammensetzung durch die Fütterung beeinflußt werden können. Eine optimale Pansenfermentation durch die wiederkäuergerechte Ernährung gewährleistet eine hohe Milchfettbildung. Leichtverdauliche Kohlenhydrate wie Stärke und Zucker stimulieren die Milchproteinsynthese. Energiemangel und Proteinüberschuß im Futter führen zu nicht erwünschten Veränderungen in der Konzentration der Milchinhaltsstoffe.

Zum Einfluß auf Genuß- und Verarbeitungstauglichkeit

Die Milchindustrie ist an einer hohen Kasein- und Butterausbeute, aber gleichzeitig an hoher Trinkmilchqualität sowie garantierter Käserei- und Buttereitauglichkeit interessiert [1, 2]. Einige Parameter sollen nachstehend im Zusammenhang mit der Fütterung besprochen werden.

Sensorische Beschaffenheit

Dazu gehören Geruch und Geschmack sowie das Aussehen der Milch. Auf der Grundlage einer sensorischen Prüfung werden für Geruch und Geschmack jeweils 5 Punkte als Höchstzahl (zusammen also 10) vergeben. Weide, Gräser, Kleegras- und Klee als die Hauptfuttermittel wirken günstig. Einen „futtrigen" Geschmack verursachen hohe Gaben an Kohlgewächsen, z. T. auch Futterrüben (durch Betain), weiterhin Raps, Luzerne sowie eine Reihe von Unkräutern, z. B. Hahnenfuß, Ampfer, Hederich, Kamille, Hirtentäschelkraut und Senf. Bei verschiedenen Unkräutern ist der Einfluß noch nach 24 Stunden feststellbar. Eine besonders starke Wirkung auf die Geschmacks- und Geruchseigenschaften der Milch üben gefrorene Kohlgewächse und verschimmeltes Futter aus.
Zu den aromaintensiven Futterstoffen gehören Schlempe, Biertreber und die Silagen. Je nach Vergärung und Qualität enthalten letztere Alkohole, Aldehyde, Ketone, Ester, Butter- und Essigsäure. Ihre Konzentration ist in Naßsilagen höher als in Welksilagen. Die Aromastoffe gelangen innerhalb kurzer Zeit über den Verdauungstrakt, aber auch über die Atemluft und das Blut in die Milch, was auch bei guten Silagequalitäten der Fall ist.

Schädliche Keime und Hemmstoffe

Dazu zählen vorrangig Sporenbildner und coliforme Keime, die gehäuft in Silagen vorkommen, und zwar insbesondere in schlecht vergorenen. Sporenbildner aus Heu entwickeln sich weniger stark, was für die Hartkäserei von Bedeutung ist. Die Erhöhung des Anteils an Heu und Rüben in der Winterfütterung fördert im Vergleich zu Grassilage den Kaseingehalt und die Käsereitauglichkeit. Die Silierung von Gras mit Mineralsäuren könnte auf Grund früherer Erfahrungen für die Hartkäserei wieder steigendes Interesse erhalten. Eine weitere Quelle für unerwünschte Fehlgärungen stellen die Erdanteile im Futter dar. Der in den letzten Jahren angestiegenen Verschmutzung des Futters (z. B. enthält Zuckerrübenblattsilage 10 bis 16% Erde in der Trockensubstanz!) ist auch aus diesem Grund wirksam zu begegnen. Schließlich sollen noch die Hemmstoffe erwähnt werden. Sie entstehen beim Verderb, oder es handelt sich um Rückstände von Pflanzenschutz- und Schädlingsbekämpfungsmitteln. Hier sind die entsprechenden Vorschriften bei der Anwendung der Mittel zu berücksichtigen.

Soxhlet-Henkel-Zahl (SHZ)

Der Säuregrad der Milch übt einen maßgeblichen Einfluß auf die Milchgerinnung aus, die als ein geradezu faszinierender Prozeß in jüngster Zeit von Kaufmann [10] beschrieben wurde. Sinkt die SHZ unter 6, so fehlt es an natürlichem Säuregrad mit verzögerter oder ungenügender Milchgewinnung als Folgeerscheinung. Bei einer SHZ von 7,6 und darüber liegt eine angesäuerte, kaum genußtaugliche Milch vor. Beide Extreme traten in den letzten Jahren in wechselnder Folge auf.

Tabelle 2
Die Wirkung des Zuckergehaltes in der Ration auf Milchinhaltsstoffe [19]

	Zulagen an Zucker[1] in kg			
	0	0,7	1,4	2,1
	0	5	9	13
kEFr-Verzehr[2]	8,1	8,6	8,6	8,6
vRP, g[3]	1150	1260	1270	1290
Milch, kg	15,6	16,5	16,8	15,4
Fett-%	3,81	4,04	4,13	4,14
Protein-%	3,71	3,74	3,68	3,91
Kasein	2,88	2,91	2,83	3,05
Albumin + Globulin	0,66	0,64	0,67	0,63

[1] als Zucker-Vollschnitzel
[2] energetische Futtereinheiten — Rind
[3] verdauliches Rohprotein

Dies steht mit den Auswirkungen extremer unphysiologischer und nicht wiederkäuergerechter Fütterungssituationen im Zusammenhang, die sich auch in entsprechenden Stoffwechselstörungen bzw. -veränderungen (Azidose bzw. Alkalose) widerspiegeln [8, 16].

Während hohe SHZ mit gleichzeitig azidotischem Stoffwechselgeschehen bei Mangel an strukturwirksamer Rohfaser und hohen Getreidegaben auftreten, häufen sich in jüngster Zeit die Milchchargen mit SHZ < 6. Dies tritt im Winterhalbjahr vorrangig bei einseitiger Fütterung von proteinreicher Grassilage auf. Bei Ergänzung durch

Tabelle 3
Proteingehalt der Milch bei unterschiedlicher Rohproteinversorgung der Milchkühe

Rohprotein-niveau 100 % = Norm	Gesamt-Protein-%	% Kasein	Harnstoff mg/100 ml
85	3,26	2,72	15
125	3,35	2,69	34

Futterrüben und Maissilage sowie durch Heu sinken die Anteile deutlich ab. Die kritische Phase während der Vegetation liegt im Herbst, wenn rohproteinreiches und zuckerarmes Gras gefüttert wird. Unter diesen Bedingungen kommt es im Pansen zu einer ungenügenden Bildung an flüchtigen Fettsäuren. Überschüssiges Bikarbonat gelangt aus dem Blut in die Milch, da das Euterepithel für Bikarbonat permeabel ist. Die Zufütterung von Grünmais bzw. Zwischenfrüchten (wie z. B. Süßlupinen) wirkt sich positiv aus.

Daraus wird deutlich, daß der Rohproteinüberschuß mit gleichzeitigem Mangel an leichtverdaulichen Kohlenhydraten (Zucker und Stärke) als eine maßgeblich fütterungsseitige Ursache für eine zu niedrige SHZ anzusehen ist, der durch entsprechende Rationsgestaltung wirksam begegnet werden kann.

Kaseinstabilität

Die Kaseinstabilität ist eine wesentliche Voraussetzung für die Durchführung der Kurzzeiterhitzung bei der Dauermilchherstellung. Die ungenügende Stabilität (Ausflockung) wird u. a. durch einen erhöhten Anteil an Serumproteinen ausgelöst, die bei Erhitzung H_2S freisetzen, das auf Kasein destabilisierend wirkt [6]. Hinzu kommt, daß durch die Erhitzung der NPN-Gehalt, insbesondere die Ammoniakkonzentration ansteigt. Derartige Defekte in Milcheinzugsgebieten für die Dauermilchherstellung traten z. B. in der Vergangenheit bei einseitiger Fütterung von Silagen, Strohpellets und NPN-Verbindungen auf und konnten (wie im Einzugsgebiet des Dauermilchwerkes Triptis 1979) durch eine wiederkäuergerechte Ernährung bei ausgeglichener Protein-Energieversorgung behoben werden.

Schlußfolgerungen

Hohe Rohmilchqualität ist eine wesentliche Voraussetzung für einen gesundheitsfördernden ausreichenden Trinkmilchverzehr und für die Erzeugung von Qualitätsprodukten. Die Fütterung übt neben anderen Faktoren einen bedeutenden Einfluß darauf aus. Um den Forderungen und Wünschen von Industrie und Verbraucher noch besser zu entsprechen, ergeben sich fütterungsseitig folgende Schwerpunkte:

— Absicherung einer bedarfsgerechten Energieversorgung bei gleichzeitig ausreichenden Anteilen von Stärke und Zucker und ausgeglichenem Protein-Energie-Verhältnis. Bei der begrenzten Verfügbarkeit von Getreide erhält die Futterrübe eine größere Bedeutung
— Da Gras über die Hälfte des Grobfutters liefert, trägt die Verbesserung der Grassilagequalität durch Anwendung des vorhandenen Erkenntnisstandes und die Weiterentwicklung der Silierverfahren entscheidend zur Steigerung der Rohmilchqualität bei
— Die Senkung des Erdanteils in der Rübenblattsilage und die Erweiterung im Silomaisanbau sind für die entsprechenden Standorte weitere flankierende Maßnahmen
— Die wiederkäuergerechte und leistungsbezogene Fütterung ist über vielseitig zusammengesetzte Rationen mit einem bestimmten Heuanteil aus Gras oder Leguminosen am sichersten zu erreichen. Eine wesentliche Voraussetzung dafür liegt in der Schaffung von Futterreserven, über die jeder Milchproduktionsbetrieb verfügen muß
— Den Anforderungen in speziellen Milcheinzugsgebieten (z. B. Hartkäserei) ist fütterungsseitig noch besser zu entsprechen als bislang.

Zusammenfassung

Die wiederkäuergerechte und bedarfsdeckende Fütterung der Milchkühe sichert einen optimalen Fett- und Eiweißgehalt der Milch. Der Produktion einer guten Rohmilchqualität für die Verarbeitung wird auch durch ein ausgeglichenes Energie-Protein-Verhältnis im Futter mit entsprechenden Anteilen an leichtverdaulichen Kohlenhydraten, durch Verbesserung der Silagequalität und durch vielseitige Fütterung am besten entsprochen. Die in der Rohmilch auftretenden fütterungsbedingten Veränderungen werden erläutert.

Literaturhinweise

[1] Cersowsky, H., und S. Sonntag: Zu Fragen der Rohmilchqualität und der Qualitätssteigerung; Tierzucht **34** (1980) 5, 197
[2] Cersowsky, H.: Weitere Aufgaben zur Verbesserung der Rohmilchqualität; Tierzucht **35** (1981) 2, 84
[3] Clapperton, J. L., W. Banks and J. A. F. Rook: Dietary manipulation of the Composition of milk; Proc. Nutr. Soc. **40** (1980) 64 A
[4] Clausberg, A.: Arch. für Tierernährung (1983) im Druck
[5] Erbesdobler, H., und H. Zucker: Harnstoffgehalt der Milch — ein Indikator der Proteinversorgung von Milchkühen; Kraftfutter (Hannover) (1980) 10
[6] Jenners, R., und St. Patton: Grundzüge der Milchchemie; München, Basel, Wien: Bayerischer Landwirtschaftsverlag 1967
[7] Kemp, A., J. H. Geuring, A. Malestein und A. T. H. Klooster: Tierzüchter **30** (1978) 298
[8] Lachmann, G.: Untersuchungen zur metabolischen Azidose der Milchkuh unter besonderer Berücksichtigung des Säuregrades (Soxhlet-Henkel) in der Milch; Mh. Vet.-Med. **34** (1979) 46
[9] Lundquist, R. G., D. G. Linn and D. E. Obterby: Influence of dietary energy and protein on yield and composition of milk from cows fel Methionie-Hydroxy-analog; J. Dairy Sci. **66** (1983) 3, 475
[10] Kaufmann, W.: Inhaltsstoffe der Milch; Hülsendorfer Gespräche 1982, Verlagsgesellsch. für tierzüchterische Nachrichten Hamburg, S. 147
[11] Kirchgeßner, M., H. Friesecke und G. Koch: Fütterung und Milchzusammensetzung; München, Basel, Wien: Bayerischer Landwirtschaftsverlag 1965

(Schluß Seite 18)

Ernährungsforschung **29** (1984) 1, 18—25

H. Haenel

Essen und Trinken in Preußen im 18. Jahrhundert*

Einleitung

Eine Landkarte Preußens aus der 2. Hälfte des 18. Jahrhunderts weist aus, daß das aus dem Kurfürstentum Brandenburg entstandene Königreich aus zahlreichen großen und kleinen, z. T. isolierten Landschaften bestand. Es erstreckte sich vom hohen Nordosten Deutschlands (Memel, Tilsit) nach dem Westen (Ostfriesland mit Emden, Gebiete am Niederrhein mit Duisburg, Xanthen oder Krefeld), nach dem Südwesten (Ansbach-Bayreuth), dem Südosten (Schlesien), dem Norden (Pommern) und Osten (durch die Teilung Polens an Preußen gefallenes Westpreußen). Alle diese Gebiete hatten ihre unterschiedlichen Traditionen und Lebensweisen, ihre besonderen sozialökonomischen und soziokulturellen Bedingungen, demnach auch ihre unterschiedlichen Ernährungsgewohnheiten. Dabei bestanden natürlich auch prinzipielle Gemeinsamkeiten [14, 25].

Völlig verschiedene Ernährungsstrukturen bestanden bei den herrschenden im Gegensatz zu den unterdrückten Klassen. Die ersteren lebten im oft maßlosen, dem Genuß, dem Prunk und dem Repräsentationsbedürfnis dienenden Überfluß und Luxus; die anderen lebten am Rande des Existenzminimums, kannten den Hunger und die Not.

Vergleicht man die damalige Situation mit der heutigen, so lassen sich einige generelle Unterschiede herausarbeiten. Dabei sei von einigen für unsere Zeit typischen Bedingungen ausgegangen (Tabelle 1). Demgegenüber zeigt Tabelle 2 Kriterien der Lebens- und Ernährungsweise, wie sie vor der Industrialisierung und auch noch zu ihrem Beginn für die arbeitende Bevölkerung — also auch die des 18. Jahrhunderts in Preußen charakteristisch waren.

Wie erwähnt, war die Ernährungsweise territorial oft recht unterschiedlich, und landschaftsgebundene Sitten wurden über längere Zeiträume festgehalten.

Heute sind Ernährungsbedingungen und -gewohnheiten in der DDR relativ einheitlich: Frühstück meist mit Kaffee und Backwaren, das warme Mittagessen, das täglich über 11 Millionen Menschen aus Großküchen in der Gemeinschaftsverpflegung und in Gaststätten erhalten, ein meist kaltes Abend-„brot". Weitgehend einheitliche Speisenkarten gelten von Saßnitz bis Suhl, desgl. ähnliche Zwischenmahlzeiten, Getränke oder Snacks. Allerdings gibt es eine ganze Reihe von Speisen, die für den Berliner Raum typisch waren [19, 24], wenngleich sie heute meist weit verbreitet sind.

Von einer Wissenschaftlichkeit der Ernährung, die heute den Ernährungsempfehlungen allgemein oder speziell etwa der Ernährung von Säuglingen oder der Krankenernährung zugrunde liegt, war damals keine Rede. Ernährung war Empirie, man aß, was man hatte und woran man gewöhnt war. Wahrscheinlich haben mystische Vorstellungen eine große Rolle gespielt. Dafür folgende Beispiele [27]:

1. Wann man in den Wein einen Frosch oder einen Aal ertränkt oder Eier von einer Nachteule darinnen liegen lässt, so wird dem jenigen, welcher den Wein trinkt, derselbe ganz zuwider. Ist ein feines Stücklein für die Weiber, welche versoffne Männer haben.
2. Es ist ein sicheres Experiment, daß der Kohl, der am Himmelfahrtsabend gepflanzt wird, vor allen Raupen sicher ist. Warum aber gerade an dem Abend? Die Frage mag der beantworten, der hiervon den Grund anzugeben weiß.
3. Um magere Hühner in 24 Stunden fett zu machen: „Frische salzlose Butter über Kohlen schmelzen und wann sie nicht mehr heiß ist, davon teelöffelweise den Hühnern in den

* Betrachtung im wesentlichen in Auswertung von Quellen aus dem Raum Berlin—Potsdam, unter Berücksichtigung von Informationen vor und nach dieser Zeit und außerhalb Preußens

(Schluß von Seite 17):

[12] Partschefeld, M., G. Jahreis, G. Scheinpflug und F. Junkert: Die Milchharnstoffkonzentration — Indikator einer ausgewogenen Energie-Proteinversorgung bei Milchkühen. Mh. Vet.-Med. **37** (1982) 902

[13] Piatkowski, B.: Zur Beeinflussung des Milcheiweißgehaltes und dessen Zusammensetzung durch die Fütterung; Tag.-Ber., Akad. Landwirtsch.-Wiss. Berlin (1982) 196

[14] Piatkowski, B.: Fütterung und Rohmilchqualität; Tierzucht **35** (1981) 4, 150

[15] Piatkowski, B., J. Voigt und H. Girschewski: Einfluß des Rohproteinniveaus auf die Fruchtbarkeit und den Harnstoffgehalt in den Körperflüssigkeiten bei Hochleistungskühen; Arch. Tierernährung **31** (1981) 497

[16] Schäfer, M., G. Lachmann, A. Kron und H. J. Jahn: Untersuchungen zur metabolischen Alkalose in Milchkuhbeständen; Mh. Vet.-Med. **35** (1980) 64

[17] Storry, J. E.: The effect of dietary fat on milk composition; In: W. Haresign Rec., Advances in Animal Nutrit. (1981) 3—33, Butterworths, London, Boston

[18] Sutton, J. D.: Concentrate feeding and milk composition; In: W. Haresign Rec. Advances in Animal Nutrit. (1981) 35—48, Butterworths, London, Boston

[19] Schüler, D., N. Droese und W. Reichardt: Untersuchungen zur Beeinflussung des Milcheiweißgehaltes durch die Fütterung; Arch. für Tierernähr. (im Druck)

Prof. Dr. B. Piatkowski
Forschungszentrum für Tierproduktion
der AdL der DDR
Rostock-Dummerstorf

Tabelle 1
„Heutige“ Einflüsse auf die Ernährungsweise

- Zurückgehende Bedeutung der Familienküche, zunehmende Bedeutung des Außerhausessens
- Zunehmende Bedeutung der individuellen Entscheidung zur eigenen Ernährung auf Grund
  - geringer werdender Bedeutung der Familienküche
  - höheren Angebots an Außerhaus- und Gemeinschaftsverpflegung
  - des Angebots industriell stark verarbeiteter Lebensmittel
  - eines umfangreichen Angebots an Genußmitteln und Süßigkeiten
  - hoher Kaufkraft
  - frühzeitiger Selbständigkeit und finanzieller Unabhängigkeit Jugendlicher
- Hoher Anteil der Berufstätigkeit von Ehefrauen, gesellschaftliche Aufgaben; Aus- und Weiterbildung
- Höhere Einkünfte, geringer werdende Anteile der Einkünfte für die Ernährung bei Steigerung der absoluten Ausgaben
- Erhöhter Wert des Faktors „Zeit“ auf Grund des großen Angebots an Freizeitbeschäftigungen
- Vertiefte Informationen über Ernährungs- und Gesundheitsempfehlungen, Rezepte, ausländische Ernährungsgewohnheiten
- Geringe Kenntnis und Erfahrung junger Frauen in der Küchenpraxis
- Geringe Notwendigkeit und Möglichkeit zur familiären Vorratshaltung
- Arbeitserleichterung durch technische Haushaltsgeräte

Hals gießen, und werden sie gleich vermittels einer Rute in einem Behältnis durcheinander gejagt, daß sie sich erhitzen und sich das Fett der Butter in Hühnerfett verwandelt. Nach etlichen Stunden wird diese Arbeit immer wiederholt, und man wird finden, daß dergl. Hühner in weniger als 24 Stunden fett und brauchbar gemacht werden.“

Tischsitten

Im 18. Jahrhundert war bei den Wohlhabenden die noch heute übliche Eßkultur bereits fest begründet: Messer, Löffel und Gabel hatten sich durchgesetzt. (Im Laufe des 18. Jahrhundert gelangte die Gabel verbreitet ins Bürgertum, z. T. auch bis aufs Land.) Statt des Essens aus dem gemeinsamen Topf entwickelte sich langsam eine Teller-Kultur mit Tischtuch, Serviette und Sitzordnungen [29].

Im Mittelalter hatte man riesige Mengen Fleisch verzehrt, das am Spieß gebraten oder gekocht in großen Stücken auf den Tisch gelegt wurde. Jeder schnitt sein Stück ab. Man betrank sich mit Wein, Bier oder Weinbrand, und die vornehmen Herren mußten nach ihren Gelagen weggetragen werden.
Philipp Melanchthon klagte:

> Wir Teutsche fressen und sauffen uns kranck
> wir sauffen uns arm
> wir sauffen uns doll
> wir sauffen uns in die Hölle hinein [11].

Als besondere Tischsitten wurden empfohlen:
Man soll nicht die gleiche Hand zum Schneuzen und Zugreifen nehmen, sondern sich mit links schneuzen und mit rechts zugreifen; man soll die Zähne nicht mit dem Messer reinigen, nicht auf den Tisch spucken und sich nicht kratzen. Knochen durfte man zwar unter den Tisch werfen, aber möglichst nahe der eigenen Füße, um andere Gäste nicht zu verletzen. Man soll sich nicht wie ein Schwein über die Speisen hermachen, nicht Halbverspeistes in die Schüssel zurücklegen oder mit dem Geräusch eines Pferdes trinken. Im übrigen gehörten Spucken, Rülpsen, Schmatzen und andere Geräusche durchaus zum guten Ton. Das war, wie gesagt, im Mittelalter [25]; s. auch ihren Hinweis auf Hager [10].
In der folgenden Zeit — man spricht von einem allmählichen Vorrücken der Peinlichkeitsschwelle — verfeinerten sich die Sitten. Doch waren auch im 18. Jahrhundert die Tischsitten den unsrigen nicht immer vergleichbar.
So wird über König Friedrich II. folgendes berichtet [4]: „Bei der Tafel bediente er sich anstatt der Gabel oft der Finger, und Suppen und Brühen flossen oft auf seine Kleidung, die sehr fleckicht wurde. Das Fleisch für seinen Favorithund legte er mit den Fingern vom Teller auf das Tischtuch, damit es kalt würde. Dadurch wurden Tischtuch und Serviette sehr befleckt, und weil auch Wein und Wasser zuweilen überflossen und er den Schnupftabak stark verschüttete, so war nach aufgehobener Tafel die Stelle, wo er an derselben gesessen, sehr kenntlich.“ Möglicherweise waren die Eßsitten Friedrichs II. nicht ausgesprochen typisch für die der Vornehmen, an diesem Beispiel dürfte sich aber der breite Spielraum sozialer Norm im Eßverhalten andeuten.

Tabelle 2
„Frühere“ Einflüsse auf die Ernährungsweise

- Ernährungsgewohnheiten im Rahmen territorialer Sitten und Rezepte. Verfügbarkeit von Lebensmitteln überwiegend nur aus territorialem Aufkommen; begrenztes Lebensmittelsortiment. Hoher Anteil Gartenwirtschaft und Nutztierhaltung
- Großer physischer und zeitlicher Aufwand für die Beschaffung, Zubereitung und Haltbarmachung der Nahrung durch die (nicht berufstätige) Hausfrau. Umfangreiche Bevorratung von Ernte zu Ernte
- Ernährung aus der Familienküche mit Familienmahlzeiten; geringer individueller Spielraum für die eigene Ernährung
- Relativ hoher Anteil der Familieneinkünfte für die Ernährung. Fehlende Kaufkraft für Genußmittel, Süßigkeiten usw. Kein Gaststättenessen
- Einfache Gerichte; Reichhaltigkeit zu Festtagen
- Hungersnöte und Teuerungen als Folge von Mißernten und anderen Katastrophen

Tabelle 3
Verbrauch der Kurfürstlichen Küchen in Berlin und Potsdam 1653/54 (nach Huguenel [12])

632	Wildschweine	559	Rehe
51	Wildschweinschinken	240	Hasen
211	Seiten Wildspeck	40	Auerhähne
285	Wildschweinköpfe	11	Birkhähne
56	Schweinerücken	5	Trappen
68	Stück Rippspeer	3	Kraniche
417	Braten	41	Wildgänse
205	Frischlinge	610	Wildenten
386	Hirsche	38	Schock große Vögel
14	Hirschkälber	181	Schock kleine Vögel
		1	Schwan

Lebensmittelverbrauch

Der jährliche Prokopfverbrauch an Fleisch im Mittelalter wird auf 100 und mehr kg geschätzt. Ende des 18. Jahrhunderts sollen es nur noch 14 bis 20 kg gewesen sein, natürlich ungleichmäßig verteilt in den sozialen Schichten [1, 25]. Der Hof z. B. (Tabelle 3) verbrauchte Unmassen an Wild

[12]. Im Jahre 1769 mußten die Bauern im Potsdamer Havelland mithelfen, für die königliche Küche insgesamt 24 Schock Lerchen zu fangen. Der Wild-, Fisch- und Krebsreichtum in unserer Heimat muß sehr groß gewesen sein. Jagd- und vermutlich Fischereirechte waren dem Adel und der Geistlichkeit vorbehalten; der Bauer kam kaum in den Genuß von Wild.
Man findet Hinweise auf den durchaus üblichen Genuß von Froschschenkeln, Schildkröten und Schildkröteneiern, Eichhörnchen, Schnecken, Biberschwänzen oder — als besondere Delikatesse — Hahnenkämmen*. Auch eine Froschsuppe einschließlich der feingehackten Knochen wird beschrieben. Vom Adler bis zum Zaunkönig gelangten alle Vögel auf den Tisch, einschließlich Schwan, Kranich oder Reiher [2, 31]. Über den Spatzen heißt es: „Am besten und fettesten ist er im Spätherbst, und besonders auch im schneereichen Winter wird eine Menge dieser Vögel gefangen und geschossen und wie die Lerchen gebraten. Es ist ein sehr thörichter Aberglaube, daß das Gehirn der Sperlinge, häufig genossen, dumm machen soll; der Kopf schmeckt sehr gut und bekommt auch sehr gut. Lerchen werden in Netzen bei Leipzig, Halle, Merseburg und Dessau gefangen, sie geben einen äußerst feinen Braten; man reiht sie auf kleine Spieße, bratet sie bei hellflammendem Feuer und deckt sie mit in Butter gelbbraun gebratener Semmel" [13].
Schwein, Rind, Schaf und Ziege lieferten Fleisch (z. T. als Wurst verzehrt) für den allgemeinen Verzehr, die Wiederkäuer lieferten natürlich auch Butter und Käse. Es heißt bei Germershausen [8] über die Verköstigung des Gesindes: Fast keine Mahlzeit in guten Landen ist ohne Butter. Die Leute können sehr zufrieden sein, wenn sie täglich nicht unter 2 Pfund bekommen. „Die Butter wird fürs Gesinde mehrenteils sehr gesalzen: Dünn, auf vielem Brot aufgeschmierte Butter nimmt sich im Geschmack weit weniger gut, wenn sie gelinde gesalzen ist, als diejenige, die stärker gesalzen." An anderer Stelle heißt es: „Die Märker halten viel von der Butter und essen dieselbe allzeit vor und nach essens, ja, wenn sie rohen Speck essen, und bestreichen und beschmieren sie den zuvor mit Butter" [20].
Gerste, Hafer, Roggen und Hirse waren die Hauptgetreidearten. Aus ihnen wurden Brot, Kuchen, Brei oder Mus bereitet; der Weizen setzte sich erst später durch. Eine große Rolle spielten Gemüse, Hülsenfrüchte und Küchenkräuter. Die Tomate war noch nicht bekannt. Verzehrt wurden Pilze, Schlehen, Maulbeere, Mispel, Holunder, Hagebutte, Waldbeeren, Wildäpfel und wilde Birnen neben dem Obst im eigenen Garten. Trockenobst spielte eine große Rolle. Erwähnt werden Mohnbrei, Sauerkraut und saure Gurken.
Als Kuchen galt schon gewöhnlicher Roggenmehlteig, in besonderer Form oder in ganz dünner Schicht gebacken, als Speckkuchen mit Speckstückchen belegt. Als Salzkuchen oder Schusterjungen wurden Roggenbrötchen bezeichnet. Neben diesen gemeinen Kuchen stellte man besondere Festtags- oder Erntekuchen her, Christstollen, Barmkuchen, Aschkuchen, Honigkuchen, Napfkuchen, z. T. mit unterschiedlicher Verwendung von Weizenmehl, Butter, Obst, Backobst, Rosinen, Zucker, Gewürzen usw. [20].
In einer Aufzählung betrachtet Germershausen [8] als Gewürze Honig und Zucker („der Honig muß überall gebraucht werden und der Zucker selten oder gar nicht"), Bieressig oder, wenn viel Obst im Hause ist, Obstessig sowie merkwürdigerweise auch Butter, Fett, Schmalz und Öl (Leinöl, Mohnöl und andere einheimische Öle). Als Hauptgewürz wird das gemeine Kochsalz angegeben. Zu den würzenden Vegetabilien zählten: Sellerie, Schnittlauch, Knoblauch, Zwiebeln oder Bollen, Petersilie, Wacholderbeere, Kümmel, Fenchel, Koriander, Dill, Beifuß, Rosmarin, Majoran, Salbei, Thymian, Pfefferkraut, Isop. Als Fehler der Hausmutter wird es bezeichnet, würde sie ihre Speisen nach Art der Vornehmen mit viel ausländischem Gewürz überladen (ausländischer Pfeffer, Ingwer und Muskatnuß werden als Beispiele angeführt).
Wein wurde im 18. Jahrhundert noch verbreitet in der Mark Brandenburg angebaut. Sowohl in Berlin als auch in Potsdam erinnern Straßennamen an frühere Weinberge. Im 18. Jahrhundert kam der Weinbau durch unsichere Erträge und Schädlinge zum Erliegen. Eine große Rolle spielten das Bier und die Biersuppe als verbreitetes Nahrungsmittel; es hat wahrscheinlich mehr Malz und weniger Alkohol enthalten als heute. Allerdings warnte man vor dem Übermaß: „Denn außer einer der Herrschaft schädlichen Verschwendung des Bieres entsteht aus der Besoffenheit der Erntearbeiter manches große Unheil und Schlägerei unter den Leuten, wodurch die Erntearbeit öfters rückgängig ist."
Andererseits wird empfohlen: „Eine kluge Hausmutter kann mit einer kleinen Dosis Branntwein durch ihre Knechte große Dinge in der Geschwindigkeit ausrichten und vielen guten Willen hervorbringen. Der Branntwein machte in vielen Provinzen, die sich nicht unter die Weinländer zu zählen haben, des Morgens in der Ernte das 1. Frühstück aus" [8].
Über die Berliner heißt es: „Daß die unteren Klassen der Berliner Einwohnerschaft, genußsüchtig, ausgelassen, frivol und leidenschaftlich dem Branntwein zugetan sind, kann nicht auffallen."
Zucker war ein Lebensmittel der Reichen, er kam als Rohrzucker aus Übersee. Man rechnet im Jahre 1780 in Berlin mit einem jährlichen Durchschnittsverbrauch von 1 Pfund, um 1800 sind es bereits 19 Pfund. Man verzehrte ihn vor allem in Konfitüren, Kompotten, Fruchtgelees und Obstsäften.
Tee, Kaffee und Schokolade waren beliebt bei den Reichen, für den einfachen Mann unerschwinglich oder verboten [15]. „Der Kaffeegenuß ist zu einer fürchterlichen Leidenschaft, zu einer tyrannischen Gewohnheit geworden." Die Kaffeegegner in Deutschland wiesen auf das traurige Beispiel von Paris hin, wo die Familien in der 3. Generation durch übermäßigen Kaffeegenuß ausstarben:
„Cáhwae, du schwartzes Angesicht/
dass man dich doch mag leyden/
wo du hinkomsst/
muß man da nicht
die Lust des Beyschlaffs meyden"
(Marperger [17])
Bekanntlich hat König Friedrich II. den Kartoffelanbau sehr gefördert, aber er hatte es schwer, bei seinen Preußen die Abneigung gegen dieses neue Lebensmittel zu überwinden. Germershausen [8] schrieb: „Ein großer Monarch wollte eine dem Landvolk unbekannte Gartenfrucht einführen; wozu es sich durch öffentliche Ermunterungen nicht bequemen, sondern bei den väterlichen Speisen allein bleiben wollte. Einer seiner angesehensten Günstlinge ließ durch eine Dorfherrschaft eine Mahlzeit auf dem Saal anrichten, wozu die Bauern mit gebeten wurden. Der Günstling und die Dorfherrschaft ließen eine Schüssel, und dies waren die nun überall bekannten und beliebten Ertüffeln, auf die Tafel bringen. Sie aßen recht viele davon und nötigten die Bauern zum Mitessen. Nachdem diese die Herrschaft so gut essen sahen, ließen sie sich

* Zubereitung von Hahnenkämmen: Nachdem man oben die Spitzen abgeschnitten, lasse man die Hahnenkämme 24 Stunden in Wasser liegen, damit sich das Blut auflöst, tue es in ein Tuch, stauche sie wiederholt in kochend heißes Wasser, reibe mittels Salz die Häute rein davon ab und setze die Anwässerung solange fort, bis die Hahnenkämme schön weiß geworden sind. In fetter, schwacher Brühe kochen und mit einer guten, weißen Soße mischen.

die Ertüffeln zu kosten belieben ... und vom Augenblick an wurden die Ertüffeln die Lieblingskost des Dorfes und in der Nachbarschaft, die in wenigen Jahren aber in der ganzen Provinz gegessen wurden." Mit der Kartoffel verschwanden übrigens vorher viel verzehrte Wurzelgemüse wie Kümmel, Zyklamen, Raute, Klette, Ringelkraut u. a. [31]. Die Kartoffeln wurden gekocht verzehrt, erst allmählich erfand man die vielen Zubereitungsarten, die uns vertraut sind. Eine katastrophale Mißernte im Getreideertrag der Jahre 1770—1772 hat wahrscheinlich die Einführung sehr gefördert. Vielfach wurde zur Streckung des Getreides die Kartoffel zu sogenanntem Hungerbrot verbacken [30].

Man setzt als Zeitmarke für den breiter werdenden Kartoffelverzehr das Jahr 1770, zum gleichen Zeitabschnitt übrigens auch die Einführung des Zichorienkaffees [25].

Die Kartoffel ist aus unserer heutigen Kost nicht mehr wegzudenken, und wir wissen um ihren hohen Nährwert. Aber anfangs wurde sie wenig geschätzt. So schreibt Hufeland (zitiert nach Wiegelmann [29]): „Kartoffeln sind wegen des überwiegenden Gehaltes an Stärkemehl wenig nahrhaft, und es wäre gewiß für die intensive Kraft der Menschen und Tiere sehr nachteilig, wenn sie Brot und Körner verdrängte. Wahrhaft beklagenswert und für die Zukunft große Besorgnisse erregend ist es, daß mit dem Kartoffelgenuß eine zunehmende Schwächung und Entkräftigung der unteren Volksklassen verbunden ist."

Veränderungen in der Ernährungsweise

Das 18. Jahrhundert ist gekennzeichnet durch einen Umbruch in der Ernährungsweise, der in den Klassen sowie in den verschiedenen europäischen Staaten bzw. Landschaften zu verschiedenen Zeiten begann, sich in unterschiedlichen Zeiträumen durchsetzte, aber insgesamt sehr langsam verlief [14, 25].

Die Morgensuppe wurde allmählich abgelöst durch den Morgenkaffee. Exotische Gewürze wie Pfeffer, Zimt, Muskat, Nelken usw. ergänzten die einheimischen Gewürze und Küchenkräuter. Neue Fleischspeisen kamen als Schnitzel und Gulasch von Wien, als Kotelett von Frankreich, als Roastbeef, Beefsteak oder Rumpsteak von England [29]. Neuartige Getränke waren Bowle und Punsch. Tabak war seit dem 17. Jahrhundert ein selbstverständliches Genußmittel. Allerdings heißt es: „Knaben wollen Cigarren rauchen und beginnen, unmäßig Bier zu trinken, was ihnen unbedingt schädlich ist, die Begierde weckt und die Kraft entzieht" [18].

Die preußischen Könige haben aus wirtschaftlichen (auch militärischen) Interessen und religiöser Toleranz Flüchtlinge, die ihre Heimat wegen ihres Glaubens verlassen mußten, gern aufgenommen; besonders die Hugenotten, die zuzeiten bis zu 25 % der Berliner Bevölkerung ausmachten und die sich mit dem einheitlichen Handwerk nicht selten „in die Wolle" bekamen, haben neue Eßsitten und Handwerke mitgebracht. Von ihnen stammen die Brühwurst, die Karbonade mit Schmorgurke, Spargel, Frühkirschen, der Blumenkohl, die „Weiße", die Rüböl- und Rübenzuckergewinnung; Bezeichnungen wie Boulette oder Pulle (Ampoule). Auch die Schweizer, Böhmen und Holländer brachten ihre Traditionen mit: Böhmische Knödel oder die holländische Stulle, als Butterstück bezeichnet, sind Beispiele [23].

Ernährung bei arm und reich

Die wirtschaftlich und politisch Mächtigen lebten im Überfluß; die einfachen Leute führten ein bescheidenes Leben, das zudem ständig durch Katastrophen von Kriegen, von Epidemien und Mißernten, von Überschwemmungen und ausgedehnten Bränden bedroht war. Im 18. Jahrhundert wird über 10 Mißernten mit entsprechenden Hungerperioden berichtet. Die schlimmsten waren wohl die von 1739—1741 und von 1770—1772 [14]. Die letzte raffte in kurzer Zeit Tausende von Menschen hinweg. Im Februar 1771 lagen, wie Vogler [28] angibt, in Nowawes 160 Personen „meist wegen Dürftigkeit" krank darnieder. „Es klagten einige Witwen, daß sie manchen Tag bey jetzigen bedrängten Zeiten keinen Bissen Brod im Hause haben." Auf ihre dringenden Bitten erhielt die Weberkolonie einige Male Roggen mit der Ermahnung, „daß sie sich in den Stand setzen müßten, ihren Unterhalt selbst zu erwerben, damit sie fernerhin nicht nötig haben möchten, um Brod zu schreyen und Höchstbedachte Seine Königliche Mayestät mit ihren Klagen weiter zu behelligen."

Auf eine deutliche Beziehung zwischen dem Kornpreis und der Bettelei und Landstreicherei (Tabelle 4) weist Rohrlich [22] hin. Als arm galt, wer „keinen eigenen Rauch und Herd" hatte, als wirklich arm, wer keine Schuhe besaß. Das Betteln war eine so typische Erscheinung, daß man es als eine „feste soziale Beziehung" bezeichnet hat. Dabei hat die Not zuweilen für uns unvorstellbare Ausmaße angenommen. So beschreibt Arand [3] für das Obereichsfeld: „Ich werde nie anders als mit Schauder an das Elend unserer Lande, an den kummervollen, kläglichen grausamen Zustand unserer Einwohner denken können. Die Patienten lagen ohne Hoffnung, Heu, Grummet, Gartenfrüchte, Gemüse, Obst waren verdorben. Jämmerlich sah der Landmann seinen sauren Schweiß bei der Ernte vereitelt. Ströme des Unglücks, und der schrecklichste unter ihnen, der Hunger, wütete über die Unglücklichen. Man sah die Früchte auf dem Halm ausgewachsen, unzeitig und bei dem Ofenfeuer halb getrocknet, mußten sie schon der verhungerten Armut zur stillenden Nahrung dienen. Kein Wunder, daß diese Elenden, um das armselige Leben zu erhalten, auf viehische und naturwidrige Speisen, ich verstehe darunter den Gebrauch des Grases, der Disteln, schädlicher Köhlen, Kleienbrei, geröstete Haferspreu, Wicken und andere heiße Früchte, verfallen mußten, und ja die Not zwang sie endlich selbst sogar auf jene den Füchsen zur Fütterung dienende Kost." (zit. nach Kuczynski [14]).

Tabelle 4
Beziehungen zwischen Getreidepreis und der Zahl der wegen Bettelei und Vagantentum Verhafteten (Großherzogtum Baden) nach Rohrlich [22]

	1840	1841	1842	1843	1844	1845	1846	1847
Bettelei	4545	3571	3721	5999	6009	4839	7882	9382
Vagantentum	227	192	223	303	192	162	251	242
Kornpreis per Malter	8,20	5,58	7,48	10,25	9,44	10,08	8,15	15,40

Für den armen Bauern war besonders in knappen Jahren Suppe, Brei, Mus und Magerfleisch das normale Essen, das sich mit beklagenswerter Regelmäßigkeit wiederholte. Er lebte von Roggenbrot, Haferbrot, gekochten Linsen und Erbsen, von Kohl und anderen Gemüsen. Sein Getränk war Wasser und Molke. Zur Hauptmahlzeit gab es Brei (mit Milch angemachtes) oder Mus

Tabelle 5
Vorschlag für einen Wochenspeisenplan für bäuerliches Gesinde [8]

Mai		
Montag	Morgens	Mehlsuppe, Butter und Käse
	Mittags	Klöße, Eierkuchen, Butter
	Abends	Erbsensuppe, Butter, Käse
Dienstag	Morgens	Kuchsuppe, Butter, Käse
	Mittags	Linsen und gekochter Speck, alter Käse oder Schmalz oder Öl
	Abends	Habergrützsuppe, Butter, Käse
Mittwoch	Morgens	Kofentsuppe, Butter, Käse
	Mittags	Hirse und Eierkuchen
	Abends	Hirsesuppe, Butter, Käse
Donnerstag	Morgens	Mehlsuppe, Butter, Käse
	Mittags	Erbsen und Pökelfleisch, alter Käse
	Abends	Graupensuppe, Butter, Käse
Freitag	Morgens	Erbsensuppe, Butter, Käse
	Mittags	Bohnensuppe, aufgebratene geräucherte Blutwurst, Butter
	Abends	Heidegrützsuppe, Butter, Käse
Sonnabend	Morgens	Kuchsuppe, Butter, Käse
Sonntag	Mittags	Graupensuppe, Butter, Käse Erbsen und Fleisch
	Abends	Buttermilchsuppe, Butter, Käse

(mit Wasser angemachtes Schrot oder Mehl) [7].
Mit der Verpflegung des bäuerlichen Gesindes befaßt sich ausführlich Germershausen [8]. So gibt er in Tabelle 5 ein Beispiel für einen Wochenspeiseplan im Monat Mai (man war natürlich auf die in der jeweiligen Jahreszeit verfügbaren Lebensmittel angewiesen; Vorratshaltung war beschränkt, ein Lebensmitteltransport oder -handel war auf Ausnahmen beschränkt und diente überwiegend den Ansprüchen der Wohlhabenden).
Die Verpflegung im Potsdamer Armen- und Arbeitshaus [32] betrug täglich 11/4—11/2 Pfund Brot. Zum Frühstück gab es Biersuppe, Mehlsuppe oder Hafergrütze oder Brot und Salz, mittags gab es abwechselnd Gemüse, weiße Bohnen, Erbsen, Graupen, Buchweizengrütze, abends Buchweizengrütze, Hafergrütze oder Mehlsuppe. Offenbar fehlten tierische Nahrungsmittel weitgehend.
Über die Verpflegung im Potsdamer Militärwaisenhaus unterrichtet ein Speisenplan aus dem Jahre 1725 (Tabelle 6), der anscheinend bis zum Ende des Jahrhunderts im wesentlichen unverändert galt [33].
Um 8.00 wird gefrühstückt, um 3/412 gehen die Knaben nach angeschlagener Glocke paarweise in den Speisesaal nach ihren angewiesenen Tischen, dann von jedem Tisch die 4 Größten nach der Küche abtreten und das Essen holen und wird alsdann von 12.00—3/41 gespeist, welchem wechselweise 2 Praeceptores beiwohnen und Achtung geben, daß alles ordentlich zugehe und das Essen nach dem Etat gargekocht und gute Speisen erreicht werden. Um 6.00 wird das Abendbrot verspeiset, wobei je 2 Kinder das Bier aus einem Becher trinken mußten. Während der Mahlzeit gingen an jeder Seite der Speisetafeln Hausknechte mit Schleifkannen im Saal auf und nieder, um nachzuschenken.
Über die gesundheitliche Situation in diesem Waisenhaus kann man sich kaum Vorstellungen machen. Insbesondere während der Kriege Friedrichs II. stieg die Belegung des Waisenhauses, das für etwa 500 Kinder vorgesehen war, bis auf über 2000 an. Der Gesundheitszustand der Kinder war, bedingt durch Überbelegung, schlechte hygienische Verhältnisse und schlechte medizinische Kenntnisse, miserabel. Krätze, Skorbut, Skropheln (tuberkulöse Veränderungen, besonders im Bereich des Gesichtes) und Augenentzündungen waren ständige Leiden. Im Jahre 1756 starben 250, im Jahre 1757 etwa 300 Kinder. Schon im Jahre 1727 hatte eine Typhusepidemie den Tod vieler Kinder, aber auch eines Predigers und von 9 Lehrern gefordert. Die Überlebenden flüchteten nach Lehnin, bis die Seuche erloschen war.
Aus den Jahren 1813—1815 (also aus der Zeit des Krieges gegen Napoleon)

Tabelle 6
Wochenspeisenzettel des Militärwaisenhauses Potsdam 1725 [33]

Sonntag:
Mittag: Gerstengraupen und Fleisch mit Reis
Abend: Suppe und Butterstücken
Montag:
Mittag: Dicke Hirse und Ochsengeschlinge
Abend: Buchweizengrütze und Butterstücken
Dienstag:
Mittag: Gerstengrütze mit Klippfisch oder Hering
Abend: Hafergrütze und Butterstücken
Mittwoch:
Mittag: Erbsen mit Speck
Abend: Mehlsuppe mit Butterstücken
Donnerstag:
Wie am Sonntag
Freitag:
Mittag: Dicke Hirse, Milch und Brot
Abend: Wie Montag
Sonnabend:
Mittag: Hafergrütze und Wurst
Abend: Wie Mittwoch

Vorkost je nach Jahreszeit Kohl, Rüben u. a., zum Frühstück Brot mit Salz, Knaben mittags und abends Bier.

stammende Rationssätze der preußischen Armeen [21] geben Auskunft über die damalige Truppenverpflegung (Tabelle 7). Dabei differieren die Lebensmittel und ihre Mengen in den verschiedenen Regulativen nur wenig. Grundlage der Verpflegung waren Brot, Butter oder Speck, Fleisch und Gemüse, Bier und Branntwein. Ungewöhnlich hoch erscheint die tägliche Kochsalzmenge von 32 g. Die Kartoffel ist offenbar erst eines unter vielen Gemüsen und spielt noch nicht die spätere

Tabelle 7
Tägliche Portion für die Mannschaft der Königlich-Preußischen Armee [21]

a)	1029 g	Brot von gebeuteltem Roggenmehl
		oder
	514 g	Zwieback aus gebeuteltem Weizen- und Roggenmehl (3:1)
b)	257 g	frisches oder gesalzenes Fleisch
		oder
	128 g	Speck
c)		wahlweise:
	96 g	Reis
	129 g	Gerstengraupen
	129 g	Hafer- oder Haidegrütze
	129 g	Gerstengrütze
	257 g	Erbsen, Linsen, Bohnen
	257 g	Speisemehl
	643 g	Erdtoffeln
	643 g	Rüben
	129 g	Backobst
	257 g	Sauerkraut
d)	32 g	Salz
e)	48 g	Butter
f)	57 ml	Branntwein
g)	859 ml	Bier

Hauptrolle. Es ist anzunehmen, daß ähnliche Regulative auch im 18. Jahrhundert der Truppenverpflegung zugrunde lagen. Die Tagesmenge von 257 g Fleisch findet sich z. B. auch in den Speisencontracten für das Kadetten-Corps (Tabelle 8). Daraus geht die gute Versorgung der adligen Kadetten hervor [6]. Derartige Contracte liegen aus dem Jahre 1718 sowie für die Jahre 1740—1786 vor.

Tabelle 8
Speisezettel des Speisencontracts für das Kadetten-Corps, ausgefertigt am 30. 1. 1718 [6]

Morgens	Butter, Schmalz, Brot
Abends	Gute Vorkost, Fleisch oder eingeschnittener Braten, Kälbergekröse oder -geschlinge oder Fische und Butter
Mittags	
Sonntags	Brauner Kohl, Rind- oder Kalbfleisch, Kälber-, Hammel- oder Schweinebraten, Butter
Montags	Langer Kohl mit Hammelkaldaunen, Fleisch, Butter
Dienstags	Möhren mit Speck, gebratenes Fleisch oder Fisch, Butter
Mittwochs	Buchweizengrütze, Stockfisch, Würstel auf dem Rost gebraten, Butter
Donnerstags	Erbsen und Hering, einen Braten und Pflaumen, Birnen oder Salat
Freitags	Erbsensuppe, Hammel- oder Rindfleisch und Kohl oder Rüben, Butter
Sonnabends	Grützsuppe, Kalbfleisch oder Fische, Butter

Brot mittags und abends nach Belieben, von jeder Fleischsorte 257 g, dazu 1,140 l gutes Bier

Vollständige Speisenpläne aus Bürgerfamilien sind mir nicht bekannt, aber die Kochbücher des 18. Jahrhunderts weisen eine außerordentliche Fülle von Rezepten aus. So führt Kurtzer [16] beispielsweise 160 Rezepte für Suppen, 175 für Mus und Breie, 299 für Fische, Krebse und Austern, 95 für Pasteten, 103 für Gebratenes, 85 für Soßen, 61 für Eierspeisen, 66 für Früchte, 72 für Gallerten, Sülzen und Saften, 120 für mancherlei Torten und 284 für Zucker- und Quittenwerk an. Etwa 500 Gerichte werden als Fastenspeisen aufgeführt. Insgesamt spricht die Autorin von „Dritthalb Tausend“, so wohl gemeine als rare Speisen. Auch Unger [27] kommt auf eine Sammlung von über 1200 Rezepten, darunter übrigens nur ein einziges für Kartoffelzubereitung. Solche Kochbücher richteten sich natürlich nur an die Reichen. Für den (ohnehin des Lesens unkundigen) Armen waren sie unerreichbar.

Vermutlich hat man an Wochentagen bescheiden gelebt, aber zu den Feiertagen großen Wert auf ausgedehntes, gutes Essen und Trinken gelegt, soweit die Mittel reichten.

Über Lebensmittelverbrauch und Ernährung am Hofe preußischer Könige sind wir durch Backschat [4] gut unterrichtet. Eine Speisenkarte aus dem Jahre 1749 (Tabelle 9) belegt das Mittagessen König Friedrich II. an einem durchschnittlichen Wochentag, nämlich Freitag, dem 27. Juni. Dieser König war unmäßig im Essen. Er bevorzugte besonders scharf gewürzte, heiße Speisen, er hatte ständig mit dem Magen zu tun und hat nie auf den Rat seiner Ärzte gehört. Er war ein kleiner zierlicher Mann, in der Jugend reichlich übergewichtig, sehr schlank im Alter, dann offenbar ein schlechter Futterverwerter.

Beispielsweise wurden an den Hof Friedrich II., als er noch als Kronprinz in Rheinsberg residierte, von der Hamburger Firma Salvatori wöchentlich zweimal folgende Delikatessen geliefert [4]: „Austern, frischer Lachs, Schellfische, Kabeljau, Hummern, Seezungen, Steinbutten, Leipziger Lerchen, Lazzaroli, frische Trüffeln, Bücklinge, Garnelen, Sprotten, frische Grünbarth, Taschenkrebse, Rochen, Kapaune, geräuchertes Fleisch, englischer Käse“.

Sein Vater, Friedrich Wilhelm I., liebte gleichfalls das gute, übermäßige Essen und Trinken, aber er hat es nicht so gut vertragen wie sein Sohn. Er war ein guter Futterverwerter. Er wog als 51jähriger 252 Pfund; sein früher Tod mag mit den Folgen dieser Fettsucht zusammengehangen haben. (Auch die Königin soll 2 Stühle zum Sitzen benötigt haben.) Dieser König wird als sehr sparsam geschildert, aber die Speisenfolgen und Anzahl der Gerichte unterscheiden sich wenig von der Tafelei etwa seines Sohnes Friedrich II. Aber er kümmerte sich um alle Kleinigkeiten, auch die der Küche [9].

Alkohol, besonders Bier, wurde am Hof viel getrunken. Z. B. informieren über die Wein-, Bier- und Spirituosensorten in der Vorratskellerei dieses Königs Wochenrechnungen aus den Jahren zwischen 1725 und 1740. Danach waren vorhanden [4]: Rheinwein, Moselwein, alter Rheinwein, Ungarischer und Tokayerwein, Neufchateler, vin Rive salto, Alandwein, Champagne, Pontac, Bourgogne, Eremitage, Frontignac, Sirop Capillaire, Tirolerwein, Bitterwein, Wein Tinto, Wein Palm, Madeira, Usquieba, Arak, Violette, Leau Barbodos, Leau Cordial, Wacholder-Branntwein, Englisches Bier, Krossener Bier, Brühan von Perleberg, Brühan von Halberstadt, Braunbier, Schwedisches Bier, Garley-Bier (aus Gardelegen).

Zur Bewertung der damaligen Ernährung

Kann man einschätzen, ob sich unsere Vorfahren damals besser ernährten, als wir es heute tun?

Die Antwort ist, insgesamt gesehen, nein, wenn auch einiges Positive für die damalige Ernährung einzuschätzen

Tabelle 9
Speisenkarte für das Mittagessen „Sr. Königl. Mayest Tafel“ vom „Freitag, den 27. Juny 1749 in Potsdam“ [4]

Erster Gang
Suppen en Bretaniere mit Hüner — Suppen von Hüner mit Reiß — Hamburger Rindfleisch — Rinderbraten mit Sardellen-Saußе — Tourte von Hüner — Pastete von Lamm a'l'Anglaise — Saußis mit Spenath — Kalbes Carreé glacé mit Kohl a'la Piemontese — Hecht mit Merrettig — Zander mit Petersilien Sauße — Calcun a'l'Espanniol — Hüner a'la Duchesse — Hammel Keule glacè mit Souce Ingredien — Tauben mit Krebse — Kalbes Carbonade en Margenade — Lammsbrust au basilique — Blei auf der Roste mit Sauerampfer — Junge Moriiben, grüne Erbsen und Scholle
Zweyter Gang
Gebratenes Reeh — Gebratene Gänße — Gebratene Hüner — Gebratenes Lamm — Herings-Salath — Englischer Salath mit Hüner — Krebse naturell — Ahl blau — Calcun á la daube garnirt mit Rothwurst — Braunschweiger Wurst mit Ochsenzunge — Grüne Erbsen mit minionette von Schincken — Schwingbohnen mit verlohrne Eyer — Maultaschen von Mandel — Filientins mit Confect — Artischoken á la Sauce — Roti au lard — Costitz — Napfkuchen — Raffiolen von Fischen — Aumblet rooullée mit Krebsen.

ist. Das Stillen durch Mutter oder Amme war eine Grundvoraussetzung zum Überleben des Säuglings. Künstliche Säuglingsnahrungen existierten nicht. Nicht nur die Ernährung des Säuglings, sondern sein Schutz gegenüber einer unhygienischen Umwelt wurden allein durch die Frauenmilch gewährleistet.
Die damalige Kost war reich an pflanzlichen Produkten und Vollkornbrot, Gemüse, Obst, Hülsenfrüchten, das Fleisch war nicht so fett wie heute. Eine industrielle Lebensmittelverarbeitung kannte man nicht. Fleisch und andere tierische Produkte, Zucker, Kaffee, Tee, Schokolade und alkoholische Getränke wurden von der Mehrheit der Bevölkerung durchschnittlich in weit geringerem Maße verzehrt. Insgesamt war die Kost reicher an Vitaminen und Mineralstoffen, an Stärke und Ballaststoffen. Sie enthielt weniger Fett. Die Menschen arbeiteten durchweg schwerer, und sie verbrauchten die Energie, die sie verzehrten.
Der einfache Mann dürfte keine Möglichkeit zum Fettansatz gehabt haben, im Gegensatz etwa zu Adel, Geistlichkeit und anderen Wohlhabenden, bei denen eine gewisse Beleibtheit der Repräsentation und dem würdevollen Auftreten gedient haben mag.
Zu den Ernährungsgewohnheiten, die aus heutiger Sicht für schädlich gehalten werden, gehören der hohe Kochsalzverbrauch und die Wertschätzung dieses Minerals: „Gott verhüte in Gnaden, daß die Regenten der Erde dieses für die menschliche Gesundheit allerunentbehrlichste Gewürz den Untertanen nicht noch teurer machen, als es schon gegenwärtig ist; damit keine Haushaltung auf Salzknickery verfallen und Menschenblut verderben mögen“ [8]. Man hielt 15 bis 20 g Salz und mehr für notwendig, gab den Soldaten 32 g täglich, während der Körper an sich mit 1 bis 3 g auskommen würde.
Im Potsdamer Waisenhaus war der Skorbut (die Vitamin-C-Mangelkrankheit) verbreitet. Er dürfte zu der hohen Mortalität und Morbidität beigetragen haben. Man wußte nichts von Vitaminen, ihrer Lebensnotwendigkeit und der Möglichkeit zu ihrer Erhaltung. Das Vorkochen für mehrere Tage, das wiederholte Aufwärmen oder Warmhalten, die Zubereitung in Kupferkesseln, die in den Winter- und Frühjahrsmonaten verfügbaren Speisen mögen die ohnehin knappe Vitamin-C-Versorgung weiter verschlechtert haben. Die das ganze Jahr über verfügbare Kartoffel mit ihrem relativ hohen Vitamin-C-Gehalt hatte noch keine Bedeutung.

Eine besondere Rolle spielte die schlechte Qualität vieler Lebensmittel: Tierische Produkte ebenso wie das Trinkwasser enthielten vermutlich häufig Infektionserreger, die zur Tuberkulose, zur Trichinose und zu schweren Durchfallerkrankungen führten. Ein weiteres Beispiel (Tabelle 10) sei mit dem Mehl gegeben, das vom Acker her verunreinigt war, verfälscht oder gestreckt wurde.
Das Schlagwort vom „Gift in der Nahrung“ gilt viel stärker für jene vergangenen Zeiten als für die heutige Zeit; heute sorgt unser Gesundheitswesen für eine Sicherheit unserer Ernährung, wie sie damals undenkbar war.
Dabei bestand durch mangelnde körperliche Hygiene, durch Befall mit Ungeziefer, durch Unkenntnis von Infektionsursachen und Infektionswegen schon von vornherein ein großes hygienisches Risiko. Erst im Jahre 1796 erhielt das 1724 gegründete Potsdamer Waisenhaus eine Vorrichtung für das tägliche Waschen des Gesichtes, des Halses und der Hände, welche die „großen Übelstände der bisherigen Praxis“ (nämlich mit Waschfässern) beseitigte, wo nämlich frisches Wasser zufließen und das gebrauchte abfließen konnte. Eine Fußwäsche stand alle Tage, ein Nagelschnitt alle 4 Wochen und das Kämmen mittwochs und sonnabends auf dem Programm; die Betten wurden alle 6 Wochen neu bezogen. Und dabei galt dieses Waisenhaus für die damalige Zeit im Vergleich zu anderen bereits als bemerkenswert fortschrittlich.

Gleiche Probleme damals wie heute

Lassen Sie mich schließen mit einem leidenschaftlichen Appell gegen die Überernährung (natürlich der Wohlhabenden), den Germershausen [8] so formulierte: „Die ausschweifende Schwelgerei und Sinnlichkeit haben in unseren Tagen eine solche Höhe erreicht, daß sich diese armen betrogenen Menschen mit ihrem täglichen Brot das Gift einsaugen, ohne die Folgen davon zu kennen. Ihre Vorfahren begnügten sich damit, sich gemeiner Tiere und vegetabilischer Nahrungsmittel zu ihrer Speise zu bedienen, sie waren simpel gekleidet, und sie lebten mäßig nach der Vorschrift der Natur; sie bedienten sich der Leibesübungen und setzten sich soviel als möglich der freien Luft aus, um die Elastizität der Nerven und Fibern zu erhalten, und sie hatten selten die Gicht oder andere in unseren Tagen vorzüglich herrschende chronische Krankheiten. Jetzt aber will niemand die gewöhnlichsten tierischen Nahrungsmittel genießen, sofern sie nicht mit scharfen, heutigen und entzündbaren Dingen angemacht sind. Und wenn diese scharfen und heutigen Sachen dem Magen Unbequemlichkeiten verursachen, so werden sie mit starken Weinen und heutigen Liqueurs wieder gespület, und auf diese Weise

Tabelle 10
Fremdstoffe und Ersatzstoffe im Mehl [8]

1. Verunreinigungen vom Acker	
Schwarzer Ackerkümmel oder Raden	
Taschenkraut oder Klafter	
Trespe oder Lulch	
Gelbblühender Hederich oder Ackerrettig	
Lolch oder Taumellulch (Lolium temulentum)	
Mutterkorn oder Todtenkopf	
2. Verfälschungen	
Kreide	zum Weißen des Mehles
Gelöschter Kalk	zum Weißen des Mehles
Calcinierte Knochen	zum Weißen des Mehles
Alaun	zum Weißen des Mehles
Mehlerde oder Bergmehl	
3. Zusätze zum Strecken	
Gerstenmehl, Hafermehl	
Erbsen, Wicken	
Ertüffeln, Graswurzeln	
Weiße Rüben	
Eicheln, Eckern	

wird das Blut mit jenen scharfen und heutigen Teilchen angefüllt, die den Grund zu allen chronischen Krankheiten legen.“
Marperger [17] wußte damals schon: **„Der Wein, die Lieb und die Nacht haben viel zu Schaden gebracht“** oder **„Was uns durchaus verboten ist — das lieben wir zu jeder Frist“.**
Von Harsdörffer [11] stammt eine andere Weisheit:
„Alles versoffen vor seinem End, macht ein richtiges Testament“,
„Des Menschen Mund ist sein Henker und sein Arzt“,
aber auch
„Die Teutschen pflegen zwar viel Arbeit zu vertragen, doch können sie vom Durst sich nicht lang lassen plagen“.
Ganz aktuell klingt es, wie Brillat-Savarin klagt: **„Wenn man in der Gesellschaft ein junges lebhaftes, rosiges Mädchen trifft, mit neckischem Stupsnäschen, abgerundeten Formen, Patschhändchen und niedlichen Füßchen, so ist alle Welt über eine so reizende Person entzückt; ich aber, von der Erfahrung belehrt, lenke meinen Blick auf ihre Zukunft in 10 Jahren, ich sehe die Verwüstung, welche die Fettleibigkeit unter diesen so frischen Reizen anrichten**

wird, und ich seufze über Uebel, die noch nicht existieren.“

Literaturhinweise

[1] Abel, W.: Massenarmut und Hungerkrisen im vorindustriellen Deutschland; Vandenhoeck und Ruprecht, Göttingen, 1972
[2] Anonym: Das Brandenburgische Kochbuch oder die wohl-unterwiesene Köchin; J. A. Rüdiger, Berlin, 1723
[3] Arand, F. J.: Abhandlung von 3 Krankheiten unter dem Volke im Jahre 1771 und 1772; Vandenhoeck, Göttingen, 1773
[4] Backschat, F.: Die Ökonomie am Hofe Friedrich Wilhelms I. und Friedrich des Großen; Mitt. des Vereins für die Geschichte Potsdams **11** (1932) 265
[5] Brillat-Savarin: Die Physiologie des Geschmacks; Vieweg, Braunschweig, 1867
[6] Crousaz, A. v.: Geschichte des Königlich-Preußischen Kadetten-Corps nach seiner Entstehung, seinem Entwicklungsgange und seinen Resultaten; H. Schindler, Berlin, 1857
[7] Erler, G.: Leipziger Magisterschmäuse im 16., 17. und 18. Jahrhundert; Giesecke & Devrient, Leipzig, 1905
[8] Germershausen, C. F.: Die Hausmutter in allen ihren Geschäften; J. F. Junius, Leipzig, 1780
[9] Haenel, H.: Speisenkarten in Preußen vor 200 Jahren; Ernährungsforschung **21** (1976) 89
[10] Hager, C. A.: Jugendt-Spiegel von Ehrbar und Höfflichten Sitten vor die Auffwachsende Jugendt; Hamburg, 1631
[11] Harsdörffer, G. P.: Trincir-Buch. Paulus Fürst, Nürnberg, 1652; Fotomech. Nachdruck, Zentralantiquariat DDR, Leipzig, 1976
[12] Huguenel, V. E.: Was uns die Humboldtstraße und der Alte Markt in Potsdam erzählen; Mitt. des Vereins der Geschichte Potsdams, Neue Folge VI, Heft 1, 1904, S. 30
[13] Jungius, L. F.: Vollständiges deutsches Küchenlexikon; F. Voigt, Leipzig, 1854
[14] Kuczynski, J.: Geschichte des Alltags des deutschen Volkes; Akademie Verlag, Berlin, 1981
[15] Kulischer, J.: Allgemeine Wirtschaftsgeschichte des Mittelalters und der Neuzeit; Oldenbourg, München, 1958
[16] Kurtzer: Die in ihrer Kunst vortrefflich geübte Köchin oder Auserlesenes und vollständig-vermehrtes Kochbuch; Verlag W. M. Endter, Nürnberg, 1734
[17] Marperger, P. J.: Vollständiges Küch- und Keller-Dictionarium; B. Schiller seel. Witwe, Hamburg, 1716
[18] Morgenstern, L.: Die menschliche Ernährung und die culturhistorische Entwicklung der Kochkunst; Stuhr'sche Buch- und Kunsthandlung, Berlin, 1882
[19] Otto, M.: Berliner Küche; Berlin-Information, 1981
[20] Reimer, D.: Speise und Trank; Landeskunde der Provinz Brandenburg, Bd. III, Berlin, 1912
[21] Ribbentrop: Ausarbeitung der Rationen für die Königlich-Preußischen Truppen; Militärarchiv der DDR, Preuss. Kriegsministerium, 1813
[22] Rohrlich, M.: Der Brotverzehr im Gefolge historischer und sozialer Prozesse; Mühle und Mischfuttertechnik **118** (1981) 754
[23] Rühmland, R. u. W.: Essen und Trinken in Deutschen Landen; Grenzland, Wolfenbüttel, 1969
[24] Scharfenberg, H.: Die Deutsche Küche; Hallway, Bern und Stuttgart, 1980
[25] Teuteberg, H. J. und G. Wiegelmann: Der Wandel der Nahrungsgewohnheiten unter dem Einfluß der Industrialisierung; Vandenhoeck & Ruprecht, Göttingen, 1972
[26] Tolksdorf, W.: Essen und Trinken in Ost- und Westpreußen; N. G. Elwert, Marburg, 1975
[27] Unger, F. H.: Neuestes Berlinisches Kochbuch oder Anweisung, Speisen, Saucen und Gebackenes schmackhaft anzurichten; J. F. Unger, 1796
[28] Vogler, G.: Zur Geschichte der Spinner und Weber von Nowawes 1751—1785; Veröffentl. Bezirksheimatmuseum Potsdam, Heft 7, 1965
[29] Wiegelmann, G.: Alltags- und Festspeisen. Wandel und gegenwärtige Situation; N. G. Elwert, Marburg, 1967
[30] Wienecke, F.: Hungerbrot; Brandenburgia, Monatsbl. Gesellschaft Heimatkunde der Provinz Brandenburg **17** (1908/9) 501
[31] Wiswede, H.: Kulturgeschichte der Kochkunst. Kochbücher und Rezepte aus 2 Jahrtausenden. Mit einem lexikalischen Anhang zur Fachsprache; H. Moos, München, 1970
[32] Wolf, W.: Zur Geschichte des Armen- und Arbeitshauses in Potsdam 1774—1800; Veröffentl. Bezirksheimatmuseum Potsdam, Heft 2, 1963
[33] Zarnack, A.: Geschichte des Königlich Potsdamischen Militärwaisenhauses; E. S. Mittler, Berlin und Posen, 1824

Prof. Dr. H. Haenel
Zentralinstitut für Ernährung
der AdW der DDR
Potsdam-Rehbrücke

1983 im VEB Fachbuchverlag Leipzig erschienen

Lebensmittel für die gesunde Ernährung

Eine Warenkunde über Lebensmittel für die diätetische Ernährung

von einem Autorenkollektiv; 3., neubearbeitete Auflage, 244 Seiten, 15 teils farbige Bilder, 57 Tabellen; Preis: 10,80 M.

Die innerhalb kurzer Zeit erforderlich gewordene dritte Auflage zeigt an, daß dieses Buch für die Aus- und Weiterbildung der angesprochenen Fachkader unentbehrlich geworden ist. In der neuen Auflage ist besonders die allgemeine Warenkunde entsprechend der laufenden Erweiterung des speziellen Lebensmittelsortimentes ausführlicher gestaltet worden. Praktische Hinweise u. a. über ernährungsphysiologische Empfehlungen, Verwendungsmöglichkeiten, Haltbarkeit und spezifische gesetzliche Bestimmungen sind für die Nutzer des Buches sehr wertvoll.

Aus dem Inhalt:
- Ernährungsphysiologische Grundlagen einer gesunden Ernährung
- Die Diätetik zur Vorbeugung, Behandlung und Nachbehandlung einiger wichtiger Krankheitsgruppen
- Qualitätssicherung im Handel
- Allgemeine Lebensmittel-Warenkunde
- Energiereduzierte Lebensmittel
- Säuglings- und Kleinkindnahrung
- Diabetiker-Lebensmittel
- Gesundheitspflegemittel.

Das Buch ist zu empfehlen:
Allen Mitarbeitern, die auf dem Gebiet „Ernährung“ tätig sind, u. a. Fachverkäufern, Branchenleitern, Großhändlern, Köchen, Küchenleitern, Kellnern, Mitarbeitern des Staatsapparates, der wirtschaftsleitenden Organe, der Nahrungsgüterwirtschaft und des Gesundheitswesens. Besonders geeignet ist es für die Aus- und Weiterbildung von entsprechenden Fachkadern.

F. Baum

Die GfE informiert

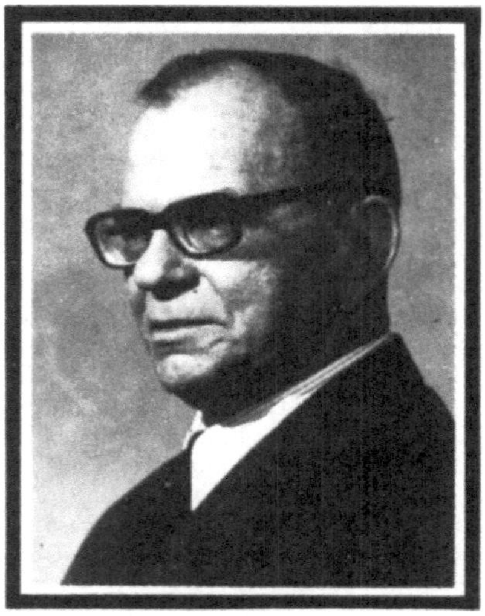

A. Szczygieł †

Unser Ehrenmitglied Professor Dr. med. Aleksander Szczygieł ist am 9. Juni 1983 in Warschau verstorben.
Professor Szczygieł ist der Begründer der Ernährungsforschung in der VR Polen. Nach Beendigung des 2. Weltkrieges wurde er mit dem Wiederaufbau des Staatlichen Instituts für Hygiene in Warschau beauftragt. In den Jahren 1959 bis 1963 gründete er in Warschau das Institut für Nahrung und Ernährung, dem er viele Jahre als Direktor vorstand. Darüber hinaus hat Professor Szczygieł den Lehrstuhl für Ernährungshygiene an der Medizinischen Akademie in Warschau aufgebaut und geleitet und war Mitbegründer der Studienrichtung „Volksernährung" an der Landwirtschaftlichen Hochschule in Warschau. Seine wissenschaftliche Tätigkeit, die in über 200 Publikationen ihren Niederschlag fand, ist vorrangig durch die aktuellen Fragen seines Landes bestimmt, wie z. B. Ernährungszustand der Bevölkerung, Bedeutung der Nahrung für Gesundheit und Leistungsfähigkeit der Menschen, Nährwert der Landesprodukte, ökonomische Fragen der Volksernährung. Aus seiner Feder stammen grundlegende Bücher für Ausbildung und Forschung in der VR Polen wie „Grundlagen der Ernährungsphysiologie", „Grundriß der Ernährungslehre" und „Praktische Diätetik".
Professor Szczygieł, Träger vieler hoher Auszeichnungen, wurde 1975 in Anerkennung seiner hervorragenden Leistungen auf dem Gebiet der Ernährungswissenschaft sowie in Würdigung seiner Verdienste um die freundschaftliche Zusammenarbeit mit den Ernährungswissenschaftlern in der DDR die Ehrenmitgliedschaft der Gesellschaft für Ernährung in der DDR verliehen.
Unsere Gesellschaft wird Professor Szczygieł ein ehrendes Gedenken bewahren.

W. Rödel

Information

Jahrestagung der Sektion Tierernährung im Jahre 1984

Die Jahrestagung der Sektion Tierernährung der Gesellschaft für Ernährung findet vom 9. 10. 84 (Anreise) bis zum 11. 10. 84 in Rostock statt. Sie steht am ersten Tag unter der Thematik

Physiologische Erfordernisse der Leistungsfütterung

und behandelt am zweiten Tag das Thema

Mineralstoffe, Vitamine, Ergotropika.

Die vorgesehene Posterausstellung soll Themen zu Problemen der Jahrestagung behandeln. Außerdem ist vorgesehen, daß ein Rundtischgespräch die Posterdarstellung zum Komplex des ersten Tagungstages beschließt.
Übernachtungen sind vertraglich mit dem Interhotel „Warnow" gebunden. Eine Anzahl Übernachtungen steht auch für die Nacht vom 11. zum 12. 10. 84 zur Verfügung, damit sehr entfernt wohnende Teilnehmer die Tagung nicht vorfristig verlassen müssen.
Einladungen zur Jahrestagung gehen allen Mitgliedern wieder rechtzeitig zu.

Personalia

Wir gratulieren

75 Jahre
Margarete Steffensen
Blankenburg, 9. 1. 1984

70 Jahre
Prof. Dr. Herbert Edel
Langebrück, 9. 1. 1984

65 Jahre
Prof. Dr. Helmut Haenel
Bergholz-Rehbrücke, 24. 4. 1984

60 Jahre
Dr. Jochen Kramp
Zinnowitz, 3. 2. 1984

Sigrid Hädrich
Leipzig, 26. 2. 1984

Ingeborg Prenzel
Berlin, 5. 3. 1984

Ursula Kasch
Rostock, 16. 4. 1984

Charlotte Pulz
Bad Liebenstein, 29. 4. 1984

Ernährungsforschung 29 (1984) 1, 27

H. Bergler

Neues über Kindernahrung

Milasan neu und Ki-Na neu

Die seit vielen Jahren bekannten Fertignahrungen auf Milchbasis für Säuglinge wurden aufgrund neuer medizinischer Erkenntnisse in ihrer rohstoffmäßigen Zusammensetzung verändert. Nach umfassender Testung in 7 Kinderkliniken der DDR werden beide Erzeugnisse als Milasan neu und Ki-Na neu seit I. Quartal 1983 im Handel angeboten.
Welche Bedeutung haben die Rezepturveränderungen für den Säugling? Durch die Erhöhung des Anteils von Milchzucker in beiden Nahrungen werden die Verdauung günstiger beeinflußt und Stuhlverstopfungen vermieden bzw. wesentlich eingeschränkt. Zum gleichen Zweck wurde in Milasan auch der Stärkeanteil reduziert. Beide Nahrungen sind jetzt frei von Saccharose. Die verbleibende geringe Süße resultiert nur aus dem Milchzucker. Diese Veränderung in der Rezeptur soll auch dazu dienen, der Zahnkaries, die schon in den ersten Lebensmonaten beeinflußt werden kann, entgegenzuwirken. Nach neuen Erkenntnissen kann die Saccharose im Säuglingsalter zur Ausbildung von Karies in den Folgejahren und zu einem frühen Übergewicht des Säuglings führen.
Weitere Veränderungen wurden durch Optimierung des Fettsäure-Spektrums in beiden Milchnahrungen, durch Optimierung des Vitamin-, Mineralstoff- und Spurenelement-Gehaltes und geringfügige Senkung des Eiweiß-Gehaltes bei Milasan vorgenommen.
In den Verkaufsgesprächen sind die Mütter darauf hinzuweisen, daß die auf den Verpackungen enthaltenen Vorschriften der Zubereitung eingehalten werden und **nicht durch Nachsüßen oder Andicken** eine sogenannte „Aufwertung" vorgenommen wird. **Das kann zu Störungen in der Verdauung führen.**
Zwischen dem bis Ende 1982 im Angebot befindlichen Milasan und Ki-Na und dem Milasan neu und Ki-Na neu besteht ein geschmacklicher Unterschied, da letztere Erzeugnisse in ihrer Zusammensetzung der Muttermilch weitgehend angeglichen wurden.

Neue Breinahrungen

Im Verlaufe der normalen Entwicklung des Säuglings erhöht sich der Energie- und Nährstoffbedarf. Ab 5. Lebensmonat erhält der Säugling (ausgehend vom Kostplan für die Ernährung mit Säuglingsfertig- und -zusatznahrung) anstelle einer Flaschenmahlzeit einen Milchbrei mit und ohne Zusätze. Neben dem bereits im Angebot befindlichen Ki-Na Milchbrei wurde das Sortiment durch Ki-Na Fertigbrei ab 5. Monat, wie Apfel-Möhrenbrei, Apfelbrei, Möhrenbrei und Aprikosenbrei, erweitert. Ki-Na Fertigbreie sind vollwertige Breimahlzeiten, die alle notwendigen Grundnährstoffe, Vitamine und Mineralstoffe für den heranwachsenden Säugling enthalten.
Durch entsprechende Zusätze (z. B. Möhren, Äpfel, Aprikosen) wird eine abwechslungsreiche Kost ermöglicht. Diese Zusätze bereichern das Sortiment der Fertignahrungen für Säuglinge und sind ernährungsphysiologisch in der Zusammensetzung ausgewogen sowie den individuell im Haushalt hergestellten Vollmilchbreien vorzuziehen. Die Rezeptur des bekannten Aprikosenbreies als Zusatznahrung wurde verbessert. Die Zusammensetzung entspricht jetzt einer fertigen Breimahlzeit und wird ab 2. Halbjahr 1983 als Ki-Na Aprikosenbrei produziert. Für die Zubereitung einer Breimahlzeit werden 50 bzw. 45 g Pulver in 150 bzw. 160 ml Wasser gegeben und unter ständigem Rühren aufgekocht. Drei Forderungen der Kinderärzte sind zu beachten:

— Die Nahrung ist für jede Mahlzeit frisch zuzubereiten
— Die Zubereitung muß hygienisch einwandfrei erfolgen
— Breireste sind nicht aufzubewahren.

Veränderungen der Kennzeichnung bei trinkfertiger Säuglingszusatznahrung

Durch das Ministerium für Gesundheitswesen wurde eine einheitliche Kennzeichnung für trinkfertige Säfte aus Obst und Gemüse für Säuglinge festgelegt.
Die bisherige Kennzeichnung „1. und 2. Lebensjahr" wird wie folgt verändert:
Alle trinkfertigen Säfte (bis auf ‚Früchte C mit Möhrensaft' und ‚Roter Früchtetrank mit Eisen') erhalten den einheitlichen Aufdruck „ab 6. Woche". Die Rezepturen wurden entsprechend optimiert und auf den Bedarf des Säuglings ab 6. Woche abgestimmt.
Die Erzeugnisse

— Früchte C mit Möhrensaft
— Roter Früchtetrank mit Eisen

sind aufgrund des höheren Säuregehaltes erst ab 7. Lebensmonat geeignet.
Die Etiketten werden vom Produktionsbetrieb schrittweise verändert.

Heide Bergler
Warenzeichenverband
„Diätetische Erzeugnisse"
Berlin

Sozialistische Lebensweise und Gesundheit

Notizen von der VII. Nationalen Konferenz für Gesundheitserziehung

Die Tagung wurde vom Nationalen Komitee für Gesundheitserziehung der DDR vom 11. bis 13. Oktober 1983 in Dresden durchgeführt. Das Hauptreferat hielt Prof. Dr. L. Mecklinger, Minister für Gesundheitswesen der DDR. Ausgehend von der Grundvoraussetzung, daß nur im Frieden die Förderung, Erhaltung und Wiederherstellung der Gesundheit möglich sind, führte er u. a. aus:

— Ein Element der sozialistischen Lebensweise ist die gesunde Lebensführung. Sie ist gerichtet auf ein gesundes, langes und aktives Leben. Die gesunde Lebensführung ergibt sich aus der freien Entwicklung eines jeden Einzelnen und der Gesellschaft. Dabei schafft die sozialistische Gesellschaft die Bedingungen für die gesunde Lebensweise.

— Zur gesunden Lebensführung gehören auch eine gesundheitsfördernde Ernährung, Maßhaltung im Alkoholgenuß, Vermeidung von Nikotinmißbrauch, bewußte Gestaltung der Freizeit, die Achtung der zwischenmenschlichen Beziehungen, ein hygienisches und umweltbewußtes Verhalten.

— Hinsichtlich des allgemeinen Gesundheitsverhaltens ist die Sachkenntnis unserer Bürger gestiegen. Es gibt u. a. positive Entwicklungen im Freizeit- und Erholungssport sowie beim vorbeugenden Gesundheitsschutz (z. B. Senkung der Säuglingssterblichkeit, Verringerung der Zahl von Infektionskrankheiten, Erfassung von Herzkreislaufkrankheiten). Die Lebenserwartung ist von 1949 bis heute bei Männern von 64 auf 70, bei Frauen von 68 auf 75 Jahre gestiegen. Die erhöhte Lebenserwartung ergibt sich vor allem aus der Senkung der Sterblichkeit von Säuglingen, Kindern und Jugendlichen. Die Lebenserwartung der über 50 Jahre alten Bürger ist in den vergangenen 35 Jahren kaum angestiegen. Als Grund dafür können u. a. Herzkreislauferkrankungen, Übergewicht, Nikotin- und Alkoholmißbrauch angesehen werden.

— In der Zukunft sind mehr zu beachten: Vermeidung von Überernährung, des Zigarettenrauchens von Jugendlichen und Frauen, des Alkoholmißbrauchs bei jungen Bürgern, der psychonervalen Belastungen in der Familie und im Arbeitsbereich; Überwindung des Schlafdefizits.
Die persönliche Lebensführung muß entsprechend den wissenschaftlichen Erkenntnissen gestaltet werden. Das Bedürfnis nach Genuß ist wichtig. Aber dazu gehört auch Augenmaß. Gesundheit ist ja erst die Grundlage des Lebensgenusses.

— Den Aufgaben der Gesundheitserziehung kommt eine große Bedeutung zu. Das Ziel ist eine bewußte und aktive sozialistische Lebensweise, gerichtet auf die Gesundheit. Dazu muß aber jeder selbst etwas tun.
Es gilt, das Wissen der Bürger auf diesem Gebiet qualitativ zu verbessern und es in eine bewußte Aktivität umzusetzen. Das ist eine gesamtgesellschaftliche Aufgabe. Die Durchführung gesundheitserzieherischer Maßnahmen wird zunehmend stärker unterstützt, z. B. durch die Weiterbildung unserer Ärzte und des mittleren medizinischen Personals. Wir müssen uns auch an die Krippenerzieherinnen, Kindergärtnerinnen, Lehrer, Jugendlichen und jungen Familien wenden. Hierbei ist eine spezifische Anleitung durch das Gesundheitswesen notwendig. Eine besondere Bedeutung kommt den medizinisch-wissenschaftlichen Gesellschaften zu. Es sind neue Wege zu konzipieren. Wichtig ist die Forschung auf dem Gebiet der gesunden Lebensführung.

In den Schlußfolgerungen zu seinem Referat führte der Minister u. a. folgende Punkte an:

1. Die Gesundheitserziehung muß die sozialistische Lebensweise wirksam fördern. Es ist mehr populärwissenschaftliche gesundheitspolitische Öffentlichkeitsarbeit zu leisten. Weniger theoretische Hinweise, mehr praktische Beispiele.
2. Es ist eine Gesundheitserziehung mit „langem Atem“ wichtig. Kurzfristige Kampagnen nutzen im allgemeinen wenig.
3. Man muß sich auf die Kollektive stützen: die Familie, das Arbeitskollektiv, die Krippen, Kindergärten und Schulen. Dabei keine Verbotsstrategie anwenden, sondern eine Gebotsstrategie.
4. Die Gesundheitserziehung hat die Vielfalt der „inneren Welt“ unserer Menschen zu beachten. Sie muß u. a. auch zu höherer Leistung und zu Lebensgenuß motivieren.

Aus den Vorträgen der anderen Referenten sollen folgende Punkte genannt werden, wobei vorwiegend Probleme der Ernährung berücksichtigt werden:

— Untersuchungsergebnisse zeigen, daß zunehmend mehr „verdeckte“ Fette verzehrt werden (durch Fleisch und -waren). Der Verbrauch von Streichfetten zeigt eine geringe Abnahme

— Die durchschnittliche tägliche Kochsalzaufnahme liegt bei 8 bis 15 g/Tag, wünschenswert wären 3 g, 8 g sind noch tolerierbar

— Als Folgen einer Fehlernährung sind zu nennen: Auftreten von Fettsucht, Hyperlipämie, Zuckerkrankheit, Karies, Arteriosklerose, Herzkreislaufkrankheiten

— Die Ernährungserziehung in den 80er Jahren sollte folgende Schwerpunkte behandeln: weniger Fett, Kochsalz, Alkohol, Zucker, mehr Ballaststoffe und pflanzliche Fette. Mit diesen Forderungen ist keine drastische Ernährungsumstellung verbunden

— „Gesundheit und Genuß“ ist kein Widerspruch

— Es gibt kein Dogma der gesunden Ernährung, sondern viele Möglichkeiten, sich gesund und genußvoll zu ernähren

— Das Ernährungsverhalten ist ein individuelles, von komplizierten inneren und äußeren Faktoren beeinflußtes Verhalten. Gerade aus diesem Grunde ist es schwierig zu beeinflussen. Es bereitet weniger Schwierigkeiten, Ernährungsgewohnheiten zu entwickeln, als eingefahrene zu ändern

— Es gibt viele Beispiele für gutes Er-

nährungswissen und vernünftiges Ernährungsverhalten. Nur wer weiß, kann begründet und besser anwenden. Die „Erziehung der Erzieher" ist eine Voraussetzung für sachverständige Ernährung
- Eine „gezielte" Ernährungserziehung hat mehr Aussicht auf Erfolg. Wichtiger als das Lesen oder Zuhören ist das Mitmachen
- Ernährungserziehung ist dann erfolgreich, wenn alle am gleichen Strang ziehen
- Es ist mehr aktuelles Aufklärungsmaterial erforderlich, das populärwissenschaftlich gestaltet sein muß. Alle öffentlichen Medien müssen bei der Gesundheitserziehung mithelfen
- Alkoholmißbrauch ist häufig durch „Wohlstandstrinken" bedingt: Feiern, Fernsehen, Toaste, Angst vor „Geiz"
- Lebensmittel- und Ernährungshygiene müssen mehr beachtet werden: Einhaltung von Verbrauchsfristen, Lagerbedingungen, optimale Zusammenstellung und Verarbeitung der Nahrung, Ordnung und Sauberkeit
- Gesundheitserziehung wird realisiert durch: Lehrer und Erzieher, Mitarbeiter des Gesundheitswesens, staatliche Leiter, wissenschaftliche Organisationen, Massenmedien. Qualifizierung auf diesem Gebiet muß besonders erfolgen für: Ärzte, mittlere medizinische Fachkräfte, staatliche Leiter, Lehrer, Kindergärtnerinnen, Medizinstudenten
- Die Apotheke ist kein Ersatzteillager — der Arzt keine Reparaturwerkstatt
- Der Hausarzt ist sehr wichtig bei der Vermittlung von Kenntnissen auf dem Gebiet der Gesundheitserziehung
- Gesundheitserziehung ist ein normaler Bestandteil der Arbeit des Arztes
- Populärwissenschaftliche Schriften über Gesundheitserziehung sollten in Massenauflage erscheinen
- Beiträge in öffentlichen Medien müssen informieren, nicht schockieren.

Am Vormittag des letzten Konferenztages wurden mehrere Parallelveranstaltungen mit Werkstattcharakter durchgeführt:

- Demonstration gesundheitserzieherischer Filme
- Besichtigung der ständigen Ausstellung des Deutschen Hygiene-Museums der DDR, speziell des neugestalteten Themenkomplexes „Gesund leben"
- Ideenkonferenz zur gesundheitspropagandistischen Öffentlichkeitsarbeit
- Vorstellung der Ergebnisse des Plakatwettbewerbs „Sozialistische Lebensweise und Gesundheit".

Der Berichterstatter nahm an der Veranstaltung „Ideenkonferenz zur gesundheitspropagandistischen Öffentlichkeitsarbeit" teil. Von dieser Veranstaltung einige Hinweise:

- Weniger Theorie, mehr praktische Hinweise mit Empfehlungen
- Beiträge müssen zum Nachdenken anregen, teilweise sogar provozierend wirken
- Es fehlen z. B. Hinweise für Mütter: Welches Frühstück (jahreszeitlich bedingt) gebe ich meinem Kind mit in die Schule?
- Junge Mädchen interessiert: Wie bleibe (oder werde) ich schlank und schön? Praktische Hinweise geben!

Die Aussagen der VII. Nationalen Konferenz für Gesundheitserziehung führen u. a. zu den Schlußfolgerungen:

- Die Bürger nicht unbedingt mehr, aber qualitativ und planmäßig besser informieren
- Praktische Beispiele bringen
- In der Öffentlichkeitsarbeit auf Zielgruppen orientieren
- Die „Erzieher" erziehen. Sie müssen in ihrem Verhalten Vorbild für die Jugend sein.

F. Baum

16. Weltkongreß der Internationalen Gesellschaft für Fettforschung in Budapest, 4.—7. Oktober 1983*

Völlig zu Recht wird gut charakterisierten Tiermodellen und Patientengruppen große Aufmerksamkeit geschenkt. So ist es Poledne u. a. (ČSSR) gelungen, durch Cholesterolstimulierung ab 7. Generation ein stabiles Cholesterolämie-Rattenmodell mit niedrigen „High-density"-Lipoprotein-Cholesterolwerten (HDL-Chol.) für Untersuchungen zur Verfügung zu haben. Nebenbei sei erwähnt, daß der an sich bekannte hypocholesterolämische Effekt von Pektin bei diesen Tieren zu einer deutlichen Gesamt- und LDL-Cholesterolsenkung führte. Es konnte nachgewiesen werden, daß dieser Effekt durch eine Senkung der Absorption und durch eine Erhöhung der Turnoverrate des Cholesterols bedingt ist.

Beynen u. a. (Niederlande) konnten innerhalb von 17 Tagen bei Verabfolgung von 2% Cholesterol in der Diät je einen „High- und low responder"-Rattenstamm selektieren. Bei Vergleichsuntersuchungen mittels tritiummarkiertem Cholesterol wurde für den „Low-responder"-Stamm eine erhöhte Turnoverrate des Cholesterols und der Plasmaesteraseaktivität ermittelt. Auch beim Menschen konnten von den gleichen Autoren unterschiedliche cholesterolämisch sensible Individuen nach Cholesterolverabfolgung selektiert werden. Allerdings sind die Effekte bei **denselben** Versuchspersonen in verschiedenen Untersuchungsjahren unterschiedlich ausgeprägt. Grundsätzlich wurde immer gefunden, daß der cholesterolämische Effekt mit ansteigendem Körpergewicht abnimmt.

Kummerow (USA) konnte an Hühnern zeigen, daß im Vergleich zu Cholesterol das 7-Ketocholesterol hinsichtlich der Degenerierung glatter Muskelzellen in der Aorta bedeutend potenter ist. Da

* Aus den Symposien über Hyperlipoproteinämie und Arteriosklerose

das 25-Hydroxycholecalciferol ebenfalls ein oxydiertes Sterol darstellt, folgen sie der Arbeitshypothese, daß die Ca-Aufnahme in die Zelle mit der Arteriosklerose in Zusammenhang steht. In ihren 7-Ketocholesterol-Studien haben sie eine erhöhte Ca-Ablagerung in den Koronararterien bisher nicht nachweisen können.

An Ratten wurde von Becker u. a. (Schweden) mit 14 C-markierter Linolsäure nachgewiesen, daß, ausgehend von einem Mangel an essentiellen Fettsäuren bei zunehmendem Versorgungszustand, die hohe Einbaurate in die Phospholipide der Leber, des Magens und Dünndarms zunächst zugunsten einer höheren Energieproduktion abnimmt und schließlich zu einer Zunahme der Einbaurate in die Triglyzeride des Fettes und der Skelettmuskel führt. Eine ähnliche Tendenz wurde für die Linolensäure beobachtet, während dieser Effekt für die Arachidonsäure nicht gilt. Letzterer Befund wird mit dem Einbau der Arachidonsäure in Strukturphospholipide erklärt, deren ohnehin geringe Turnoverrate von dem Versorgungszustand mit essentiellen Fettsäuren nur unwesentlich beeinflußt wird.

Nach Poledne u. a. erwies sich an Ratten, daß eine Hypertriglyzeridämie zu einer erhöhten Energieproduktion im Muskel führt. Die Fettumsetzung ist erhöht, die Umsetzung von Glucose erniedrigt. Letzterer Befund könnte ein Grund für die oft verringerte Glucosetoleranz bei Hypertriglyzeridämie sein.

An Ratten, Kaninchen und Affen konnte ein hypercholesterolämischer Effekt von Casein gegenüber Sojabohnenprotein bestätigt werden. Eine cholesterolsenkende Wirkung des Sojabohnenproteins am Menschen muß nach Ansicht von Beynen u. a. (Niederlande) angezweifelt werden, da die Diäten hinsichtlich Cholesterolgehalt und Anteil an Fetten mit ungesättigten Fettsäuren nicht konstant waren. Eine Wiederholung bei gesunden Personen unter wirklich einheitlichen Versuchsbedingungen hat keinen Unterschied zwischen Casein und Sojabohnenprotein-Verabfolgung auf den Serum-Cholesterolstatus ergeben.

An jungen gesunden Männern wurde von Poledne u. a. (ČSSR) nach vierwöchiger Verabfolgung von 2 kg Äpfeln pro Tag (Pektineinwirkung) eine Absenkung des Gehaltes an Gesamtcholesterol und VLDL-Triglyzeriden im Serum beobachtet; am ausgeprägtesten war die Zunahme der Cholesterol-Acyltransferase-Aktivität, die ja die „Ausflußrate" des Cholesterols aus dem intravasalen Pool reguliert.

Eine kalorische Restriktion in der Ernährung und körperliches Training sind bereits bei der Behandlung von Hyperlipoproteinämien beschrieben worden. Szostak u. a. (VR Polen) fanden, daß bei Adipösen eine kalorische Restriktion auf 1000 kcal pro Tag (24 Tage) eine Senkung von Gesamtcholesterol, Triglyzeriden und „Low-density"-Apolipoprotein B bewirkt. HDL_2-Chol. wird nicht geändert. Die Tatsache, daß nach einer weiteren 7tägigen Versuchsperiode mit einer energetischen Versorgung von 2400 kcal pro Tag bei konstantem Körpergewicht keine Veränderung (also keine Erhöhung) der oben aufgeführten Serumcholesterole beobachtet wurde, wird als Hinweis für die „direkte" Wirkung der Körpergewichtsreduktion auf die Senkung der untersuchten Seruminhaltsstoffe gewertet. Wenn auch die kurze Versuchsperiode nicht für einen Beweis herangezogen werden kann, bleibt das Problem weiterhin auf der Tagesordnung der Forschung.

Die gleichen Autoren haben an Personen mit Hypertriglyzeridämie durch tägliche Gaben von 80 g Fruktose über 7 Tage eine Zunahme der Partikelgröße der „Very-low-density"-Lipoproteine (VLDL) festgestellt, die sich in einer Erhöhung des Gehaltes an VLDL-Triglyzeriden und VLDL-Cholesterol widerspiegelt. Die Konzentrationen an „Low-density"-Lipoprotein-Cholesterol (LDL-Chol.) und HDL-Chol. nahmen ab. Körperliches Training kann den hyperlipämischen Effekt der Fruktose verhindern.

Auch Szostak u. a. (VR Polen) konnten nunmehr bei einer Gruppe von Neugeborenen (n = 131) 4,6% als eine spezifische Gruppe mit erhöhten Gehalten an Gesamtcholesterol und Apolipoprotein B im Nabelschnurblut erkennen. Der Gehalt an Triglyzeriden weist nicht diese deutliche Erhöhung auf. Insgesamt geben die bisher vorliegenden Befunde Anlaß, weitere Untersuchungen durchzuführen, da eine mögliche Prädisposition solcher Neugeborener zur Hyperlipoproteinämie gegeben sein könnte.

H. Schmandke

Lebensmittel der Zukunft, Probleme ihrer Qualität und Produktion

Notizen vom IV. Internationalen Kongreß für Warenkunde in Bari/Italien

Zu den Problemen, mit denen sich die Internationale Gesellschaft für Warenkunde und Technologie befaßt, gehören die zukünftige Versorgung der Erdbevölkerung mit Waren und die Nutzung der verfügbaren Ressourcen. Ein Schwerpunkt sind hierbei Fragen der Lebensmittelversorgung. Diese Tatsache unterstrich der IV. Internationale Kongreß für Warenkunde, der in der Zeit vom 26. bis 29. September 1983 in Bari mit mehr als 250 Teilnehmern durchgeführt wurde.

Zum Thema „Waren für die Zukunft: eine Herausforderung für die Warenkunde" hatten die Fachkollegen aus 14 Ländern mehr als 160 Vorträge angemeldet. Aus dem Vortragsprogramm wurde deutlich, aus welch unterschiedlichen Arbeitsgebieten heute die Anstöße für die Waren der Zukunft resultieren. Dank der wissenschaftlichen Arbeiten, die in den letzten Jahren durchgeführt worden sind, lassen sich viele Fragen zum Warenangebot der Zukunft wissenschaftlich fundiert beantworten.

Der große Rahmen der Konferenz wurde durch Plenarvorträge zu Themen wie „Gegenwärtige Situation und Zu-

kunft der Warenkunde", „Warenkundliche Charakteristika und Qualität" oder „Die natürlichen Ressourcen — öffentliche Güter oder Waren" (1. Plenarberatung) bzw. „Elektrische Energie als Ware: Wert, Qualität und Preis, ihre Aussichten im Rahmen der wirtschaftlichen und sozialen Entwicklung und einer Verbesserung der Umwelt", „Technologische Innovationen", „Probleme der Orientierung der industriellen Aktivitäten auf die Produktion von funktionellen Erzeugnissen" oder „Orientierungen der warenkundlichen Studien in den sozialistischen Ländern" (2. Plenarberatung) abgesteckt.
Der überwiegende Teil der Vorträge wurde in zwei Sektionen gehalten, in denen u. a. neben speziellen Ergebnissen auf dem Gebiete der Warenprüfung auch die Auswirkungen der Produktion auf die Umwelt sowie der Umwelt auf die Erzeugnisqualität und Fragen der Erhaltung der Qualität zur Diskussion gestellt wurden, ebenso Probleme der Qualitätsverbesserung der Waren, des rationellen Verpackungseinsatzes und Fragen der Material- und Energieeinsparung.
Im Hinblick auf die Bewertung der Erzeugnisqualität kamen die unterschiedlichen Fachvertreter zu dem übereinstimmenden Resultat, daß die Bewertung der Erzeugnisqualität künftig umfassender erfolgen muß, ganz speziell bei Prüfungen des Erzeugnisprototyps von neuentwickelten Erzeugnissen. Hier erlangen Fragen des Material- und Energieaufwandes eine steigende Bedeutung, ebenso auch die Fragen der Umwelteinflüsse. Da es heute möglich ist, eine bestimmte Erzeugnisqualität mit unterschiedlichen Roh- bzw. Werkstoffen sowie mit einem unterschiedlichen Energieaufwand zu erreichen, ist die Berücksichtigung solcher Gesichtspunkte bereits bei der Erzeugnisentwicklung nicht mehr zu umgehen. Besondere Beachtung erfordern der Energieaufwand für die Herstellung und Verwendung der Erzeugnisse, der Einsatz von Sekundärrohstoffen sowie von anderen erneuerbaren Rohstoffen. Neben dem Energieaufwand für die Nutzung von Erzeugnissen sind auch Energieflußanalysen der Herstellungsprozesse für die Entscheidung über die Wahl der Verfahren für die Herstellung eines neuen Erzeugnisses erforderlich.
Es wurde dargestellt, welche Trends sich in der Entwicklung der Lebensmittelproduktion erkennen lassen, welche Qualitätsforderungen an die künftigen Lebensmittel zu stellen sind und wie die Bewertungen neuentwickelter Erzeugnisse auch aus der Sicht des Rohstoff- und des Energieaufwandes erfolgen müssen. Einen breiten Raum im Vortragsprogramm nahmen auch die Rohstoffquellen ein, die künftig eine besondere Bedeutung erlangen dürften, sowie neue Produktionsverfahren für Lebensmittelrohstoffe.
Eine verhältnismäßig große Anzahl von Referenten setzte sich nachdrücklich für die stärkere Berücksichtigung der Umweltwirkungen der Produktionsverfahren bei den Entscheidungen für die Produktion neuer Erzeugnisse sowie auch für die Untersuchung der vielfältigen Wechselbeziehungen zwischen Erzeugnis und Umwelt ein. Die Vorträge zeigten, daß zu Fragen der Kontamination der Lebensmittel neue Erkenntnisse gewonnen wurden, die man nicht übersehen kann. Aus der Sicht verschiedener Länder und der FAO wurde die Notwendigkeit unterstrichen, die Vorschriften für die Kontrolle der Lebensmittel auf Kontaminanten aneinander anzugleichen.
Daß die „Waren der Zukunft" ein höheres warenkundliches Wissen erfordern und daß die Sicherung der Erzeugnisqualität eine entsprechende warenkundliche Grundlagenforschung für die Qualitätssicherung unumgänglich macht, wurde u. a. im Zusammenhang mit Vorträgen auf dem Gebiete der Verpackung, der Warenpflege und der Qualitätssicherung deutlich. In den Vorträgen zu Fragen der Qualitätssicherung wurde die Notwendigkeit unterstrichen, die Qualitätssicherung als eine wichtige betriebliche Leitungsaufgabe zu betrachten und einen möglichst breiten Kreis von Mitarbeitern in die Qualitätssicherung einzubeziehen. Daß die Warenkundler der sozialistischen Länder wichtige Beiträge zur Entwicklung der Wissenschaft in den vergangenen Jahren geleistet haben, ging aus den Vorträgen bzw. Mitteilungen hervor. So wurde in dem Plenarvortrag über die „Orientierungen der warenkundlichen Studien in den sozialistischen Ländern" nachgewiesen, wie sich die an den Hochschulen in der UdSSR, in der DDR und in anderen sozialistischen Ländern tätigen Warenkundler aktuellen Fragen stellen. Grundke (Handelshochschule Leipzig) wies dabei an den Forschungen auf dem Gebiet der Warenprüfung und der Warenpflege nach, welche Fortschritte mit diesen Forschungen in der jüngsten Zeit erzielt wurden. Die Vertreter aus den RGW-Staaten beteiligten sich ferner an den Sektionssitzungen mit Vorträgen zu den Themen „Neue Ergebnisse der warenkundlichen Schadensforschung und ihre Bedeutung für die Qualitätskontrolle" (Grundke), „Schnellverfahren für die Bewertung des Qualitätsniveaus" (Kolman, Gdańsk) und „Der Einfluß der technologischen Verfahren auf die Qualität der Blechdosen" (Nalepa, Kraków).
Die Bedeutung von „Alkohol aus Biomasse" unterstrich Tiezzi (Universität Siena). Dabei hob er hervor, daß ein gewisses Dilemma zwischen Ernährung und Energieversorgung besteht. Unter diesem Blickwinkel wurden die verschiedensten Energie- und Ernährungsversorgungssituationen miteinander verglichen, die z. B. in Europa (speziell in Italien) und in Südamerika bestehen. Die Produktion von Ethanol und Butandiol aus landwirtschaftlichen Rückständen und aus städtischem Müll, aus Rückständen der Forstwirtschaft und aus landwirtschaftlichen Produkten wie Mais, Rüben, Hirse u. ä. ist sowohl im großen als auch im kleineren Maßstab möglich.
Bis zum Jahre 2000 kann die Alkoholproduktion bedeutend gesteigert werden. Das brasilianische Programm für die Alkoholproduktion wurde allerdings kritisch betrachtet, speziell wegen der negativen Wirkungen der Vorhaben zum Übergang zu einer großangelegten Monokultur.
Manelli (Universität Perugia) bezeichnete Soja als das „Fleisch des Jahres 2000". In seinem Vortrag führte er die Ergebnisse vor, die er bei Studien über die mögliche Verwendung von Sojaprodukten gewonnen hat. Wegen des Mangels an tierischen Proteinen wurden die Alternativen in einigen Ländern überprüft. Nach Ansicht von Manelli besteht eine Verwendungsmöglichkeit von Sojaprodukten in Form von Milchprodukten mit Getreideerzeugnissen (z. B. bei Bäckereiprodukten) sowie auch im Einsatz als simuliertes Fleisch. Er wies aber auch auf die Schwierigkeiten hin, die Bevölkerung in Italien für simuliertes Fleisch zu begeistern. Daher sei es zweckmäßig, Sojaprodukte Lebensmitteln wie Wurstwaren und Fleischkonserven zuzufügen. Die Aktualität dieser Überlegungen resultiert aus der Tatsache, daß die Hälfte des Lebensmittelimports Italiens aus Rindfleisch besteht. Schließlich machte Manelli darauf aufmerksam, daß der Einsatz solch neuer Lebensmittel auch neue Untersuchungsverfahren erfordert.
Melissano (Institut für industrielle Technologie „G. Galilei" in Bozen) berichtete über Untersuchungen über die Eigenschaften von Sojaeiweiß. Er hob die günstige Aminosäurenzusammensetzung des Sojaeiweißes im Vergleich zu anderen Hülsenfrüchten sowie insbesondere gegenüber dem tierischen Eiweiß hervor. Wäre das Problem der Aromatisierung dieser Eiweißstoffe gelöst, so könnte man zu einem erheb-

lichen Teil auf die Produktion von tierischem Eiweiß verzichten. Ein wesentlicher Vorteil bestünde dann auch in dem wesentlich niedrigeren Aufwand für die Produktion.
Grasso (Ministerium für Industrie Rom) und Ruggieri (Institut für Warenkunde der Universität Neapel) diskutierten „Warenkundliche Aspekte der an Bedeutung gewinnenden Nahrungsmittel im Zusammenhang mit ihrer Verbrauchsentwicklung". Dieser Vortrag befaßte sich speziell mit solchen Lebensmitteln, bei denen der Umsatz bedeutend zugenommen hat und sich auch in absehbarer Zeit weiterentwickeln wird, insbesondere mit vorbereiteten Speisen, Bäckereierzeugnissen, Snacks, gefrosteten Lebensmitteln, diätetischen Lebensmitteln und alkoholfreien Getränken. Aus dem Studium der Verbrauchstendenzen versuchten die Autoren, Modelle für die künftige Verbrauchsentwicklung abzuleiten und die Qualitätsforderungen zu analysieren, die bei der Entwicklung neuer Erzeugnisse zu beachten sind.
Lucchetti (Institut für Warenkunde der Universität Rom) berichtete in einem gemeinsam mit Alessandroni vorgelegten Vortrag über Untersuchungen zur „Warenkundlichen Qualifizierung sowie über technische und ernährungswissenschaftliche Bewertungen der Entwicklung des Ready-to-serve-Marktes". Die Vortragende ging von der Tatsache aus, daß sich bei tischfertigen Erzeugnissen gegenwärtig zwei Hauptsektoren des Verbrauchs erkennen lassen: der Verbrauch in den Haushalten und das Catering. Bei der Bewertung der Qualität sind neben ernährungsphysiologischen Forderungen auch die hygienischen Anforderungen sowie speziell die sensorischen Forderungen zu beachten, die zu den Kaufentscheidungen führen. Sie erläuterte die Besonderheiten der gekühlten und der gefrosteten Fertignahrung. In Italien erwartet man bis 1985 eine Verdoppelung des Umsatzes an diesen Erzeugnissen.
„Die wirtschaftliche und technologische Bedeutung proteinhaltiger Konzentrate in Italien" war das Thema des Vortrages von Alessandroni sowie von Jirillo und Lucchetti (Universität Rom). Es wurde darauf aufmerksam gemacht, daß neben Halbfabrikaten, die mit niedrigen Kosten hergestellt werden, leichtere Verarbeitungsmöglichkeiten und eine optimale Nährstoffzusammensetzung Hauptziele bei der Entwicklung neuer proteinhaltiger Erzeugnisse waren. Im Interesse niedriger Kosten wurden im Überschuß vorhandene Produkte bzw. Nebenprodukte als Ausgangsstoffe verwendet, so z. B. Sonnenblumenkerne, Bohnen, Blutplasma und Milchserum. An der Universität Rom wurden die wichtigsten Charakteristika dieser Ausgangsstoffe für proteinhaltige Konzentrate untersucht. Es wurden Möglichkeiten einer Qualitätsverbesserung von Teigwaren und anderen Erzeugnissen durch Einsatz von Proteinkonzentraten nachgewiesen.
Favretto (Institut für Warenkunde der Universität Triest) berichtete über Untersuchungen zur Kontamination der Lebensmittel durch den Straßenverkehr. In den entwickelten Modellen wurden sowohl die Auswirkungen der bleihaltigen Kraftfahrzeugabgase auf die Böden als auch auf die gärtnerisch erzeugten Produkte berücksichtigt. Nach Favretto eignen sich die gefundenen Funktionen für Abschätzungen der möglichen Schäden, die durch Autoabgase verursacht werden. Grundlage für die Aussagen über die möglichen Schadwirkungen auf die angebauten Kulturen waren spezielle Untersuchungen an Sellerie, Möhren sowie an Getreidearten und anderen pflanzlichen Produkten.
Welche Bedeutung die warenkundliche Schadensforschung für die Verbesserung der Erzeugnisqualität hat, wies Grundke in seinem o. g. Vortrag nach. Da jedem Qualitätsmangel eine Qualitätsanforderung zugeordnet werden kann, ermöglichen die Untersuchungen über die Qualitätsveränderungen und die Warenschäden die Vervollständigung der Qualitätsbilder, insbesondere der Eigenschaftsprofile, für zahlreiche Erzeugnisse. Damit werden wichtige Voraussetzungen für die Qualitätskontrolle in der Praxis geschaffen. Für die Qualitätskontrolle sind aber auch die Ergebnisse wichtig, die bei den Untersuchungen über die Beziehungen zwischen den auslösenden Faktoren und den möglichen Qualitätsveränderungen im Hinblick auf die Ermittlung von Qualitätsunterschieden erzielt wurden. Bei diesen Untersuchungen war es notwendig, solche Unterschiede bei Qualitätskriterien zu erfassen, die in der üblichen Kontrollpraxis unbeachtet bleiben. So lieferte die warenkundliche Schadensforschung auch wichtige Ansatzpunkte für die Fundierung der Qualitätsurteile.
Zum Thema „Qualitätsstandards für nichtkonventionelle Lebensmittel, Regeln für die Kontrolle auf Kontamination" sprach Ladomery (FAO, Rom). Ladomery wies auf die Notwendigkeit hin, Protein aus Abfällen der obstverarbeitenden Industrie zu gewinnen, den ganzen Fisch im Interesse der Proteinversorgung der Menschheit zu nutzen und auch Proteine aus nichteßbaren Quellen für die menschliche Ernährung zu erschließen. Gleichzeitig erinnerte er an die wichtigsten Kontaminanten, von denen er vor allem Pestizide, Umwelt- und industrielle Kontaminanten, toxische Naturprodukte und mikrobielle Toxine hervorhob. Er zeigte, wie die verschiedenen Kontaminationsquellen einer Kontrolle unterzogen werden können und wie eine Kontamination vermieden werden kann.
Eine „Analyse der Energieströme bei der Produktion von Nahrungs- und Genußmitteln unter Berücksichtigung der landwirtschaftlichen und der sonstigen Vorleistungen" stellte Alber (Institut für Technologie und Warenwirtschaftslehre der Wirtschaftsuniversität Wien) vor. Im Ergebnis seiner Untersuchungen weist er nach, daß zur Herstellung und zur Bereitstellung vieler Nahrungsenergieträger in zunehmendem Maße Grundenergie aufgewandt wird, so daß die gesamte Energiebilanz (im input-output-Verhältnis) bereits negativ ist. Untersuchungen über die Energieaufwendungen in Österreich zeigen, daß vor allem die Produktion von Zucker, Alkohol, Tabak, Back-, Schokoladen- und Fleischwaren energieintensiv ist. Das Verhältnis von direkter zu indirekter Energie beträgt durchschnittlich 1:2. Bezogen auf den produzierten Nährwert müssen jedoch bis zu 10 Einheiten an direkter und indirekter Energie aufgewandt werden. Bei diesen Energieverbrauchsanalysen wird auch der Energieaufwand für die Verpackung berücksichtigt.
Waginger und Koroschitz (Institut für Botanik und Lebensmittelkunde der Veterinärmedizinischen Universität Wien) berichteten über durchgeführte Untersuchungen zur Produktion von Grünfutter in Reaktoren. Waginger stellte eine Anlage vor, die 10 t Grünfutter pro Tag liefert und besonders für Trockengebiete geeignet ist. Koroschitz wies dabei nach, daß Grünfutter, das in Reaktionsgefäßen hergestellt wird, mit einem sehr niedrigen Wasserverbrauch produziert werden kann (für 1 kg Trockenmasse 25 kg im Vergleich zu Sojabohnen, die 650 kg erfordern, bzw. zu Kartoffeln, Weizen und Zukkerrüben, die 380 kg benötigen). Die Anlagen zur kontinuierlichen Grünfutterproduktion sind anderen Kulturen in der Energieausbeute überlegen. Die Prozeßenergie von 5900 MJ/t ermöglicht einen Energiegehalt des Grünfutters von 2500 MJ/t.
Der nächste Internationale Kongreß für Fragen der Warenkunde soll in St. Gallen (Schweiz) durchgeführt werden.

G. Grundke

Schweinefleisch (Bauch)

Inhaltsstoffe in 100 g eßbarem Anteil

Energie	kJ	1800	**Mineralstoffe u. Spurenelemente**		
	kcal	430	Natrium	mg	60
Eiweiß	g	12	Kalium	mg	160
			Calcium	mg	1
Fett	g	42	Phosphor	mg	55
gesättigte Fettsäuren	g	14	Eisen	mg	2
essent. Fettsäuren	g	4	Jod	mg	—
Cholesterol	mg	60			
Kohlenhydrate	g	—	**Vitamine**		
Mono- u. Disaccharide	g	—	Retinoläquivalente		
Polysaccharide	g	—	(Vit. A + ß-Carotin)	mg	—
Rohfaser	g	0	Vitamin B_1	mg	0,50
			Vitamin B_2	mg	0,15
Wasser	g	47	Vitamin C	mg	0

Der durchschnittliche Abfall käuflicher Ware beträgt 30%. Um 100 g eßbaren Anteil zu erhalten, muß man etwa 140 g einsetzen.

Schweinefleisch (Filet)

Inhaltsstoffe in 100 g eßbarem Anteil

Energie	kJ	700	**Mineralstoffe u. Spurenelemente**		
	kcal	170	Natrium	mg	75
Eiweiß	g	19	Kalium	mg	350
			Calcium	mg	2
Fett	g	10	Phosphor	mg	170
gesättigte Fettsäuren	g	3	Eisen	mg	3
essent. Fettsäuren	g	1	Jod	mg	—
Cholesterol	mg	60			
Kohlenhydrate	g	—	**Vitamine**		
Mono- u. Disaccharide	g	—	Retinoläquivalente		
Polysaccharide	g	—	(Vit. A + ß-Carotin)	mg	—
Rohfaser	g	0	Vitamin B_1	mg	1,1
			Vitamin B_2	mg	0,3
Wasser	g	70	Vitamin C	mg	0

Der durchschnittliche Abfall käuflicher Ware beträgt 1%. Um 100 g eßbaren Anteil zu erhalten, muß man etwa 100 g einsetzen.

Schweinefleisch (Hintereisbein)

Inhaltsstoffe in 100 g eßbarem Anteil

Energie	kJ	1300	**Mineralstoffe u. Spurenelemente**		
	kcal	300	Natrium	mg	60
Eiweiß	g	17	Kalium	mg	250
			Calcium	mg	11
Fett	g	25	Phosphor	mg	90
gesättigte Fettsäuren	g	10	Eisen	mg	2
essent. Fettsäuren	g	3	Jod	mg	—
Cholesterol	mg	60	**Vitamine**		
Kohlenhydrate	g	—	Retinoläquivalente		
Mono- u. Disaccharide	g	—	(Vit. A + ß-Carotin)	mg	—
Polysaccharide	g	—	Vitamin B_1	mg	0,3
Rohfaser	g	0	Vitamin B_2	mg	0,2
			Vitamin C	mg	0
Wasser	g	55			

Der durchschnittliche Abfall käuflicher Ware beträgt 23%. Um 100 g eßbaren Anteil zu erhalten, muß man etwa 130 g einsetzen.

Schweinefleisch (Vordereisbein)

Inhaltsstoffe in 100 g eßbarem Anteil

Energie	kJ	1100	**Mineralstoffe u. Spurenelemente**		
	kcal	260	Natrium	mg	65
Eiweiß	g	18	Kalium	mg	270
			Calcium	mg	15
Fett	g	20	Phosphor	mg	125
gesättigte Fettsäuren	g	7	Eisen	mg	2
essent. Fettsäuren	g	2	Jod	mg	—
Cholesterol	mg	60	**Vitamine**		
Kohlenhydrate	g	—	Retinoläquivalente		
Mono- u. Disaccharide	g	—	(Vit. A + ß-Carotin)	mg	—
Polysaccharide	g	—	Vitamin B_1	mg	0,3
Rohfaser	g	0	Vitamin B_2	mg	0,2
Wasser	g	60	Vitamin C	mg	0

Der durchschnittliche Abfall käuflicher Ware beträgt 35%. Um 100 g eßbaren Anteil zu erhalten, muß man etwa 150 g einsetzen.

Empfehlungen für die Diätetik:

- Schweinefilet wird nicht KHE-mäßig berechnet
- Schweinefilet ist gut geeignet für die Anwendung in der Diätetik, auch für Personen mit Diabetes, Gicht, Hyperlipoproteinämie, Übergewicht
- Das Erzeugnis sollte gemieden werden von Personen mit einer Fleischallergie.

Hinweis: Die auf der Vorderseite aufgeführten Zahlenangaben wurden der internationalen Literatur entnommen und abgerundet.

Empfehlungen für die Diätetik:

- Bauchfleisch wird nicht KHE-mäßig berechnet
- Der Verzehr von Bauchfleisch in größeren Mengen kann nicht empfohlen werden
- Das Erzeugnis sollte gemieden werden von Personen mit einer Fleischallergie, mit Diabetes, Gicht, Hyperlipoproteinämic, Übergewicht.

Hinweis: Die auf der Vorderseite aufgeführten Zahlenangaben wurden der internationalen Literatur entnommen und abgerundet.

Empfehlungen für die Diätetik:

- Vordereisbein wird nicht KHE-mäßig berechnet
- Der Verzehr des Erzeugnisses kann nicht besonders empfohlen werden
- Das Erzeugnis sollte in größeren Mengen von Personen mit Übergewicht gemieden werden.

Hinweis: Die auf der Vorderseite aufgeführten Zahlenangaben wurden der internationalen Literatur entnommen und abgerundet.

Empfehlungen für die Diätetik:

- Hintereisbein wird nicht KHE-mäßig berechnet
- Der Verzehr des Erzeugnisses kann nicht besonders empfohlen werden
- Das Erzeugnis sollte in größeren Mengen von Personen mit Übergewicht gemieden werden.

Hinweis: Die auf der Vorderseite aufgeführten Zahlenangaben wurden der internationalen Literatur entnommen und abgerundet.

Kolibri 360 GmbH
Ferdinand-Jühlke-Straße 7
99095 Erfurt, Deutschland
produktsicherheit@kolibri360.de